医生，请就位

协和小医生成长记

协和八 编著

生活·讀書·新知 三联书店

图书在版编目（CIP）数据

医生，请就位：协和小医生成长记 / 协和八编著.
北京：生活·读书·新知三联书店，2024. 9. -- ISBN
978-7-108-07874-2
Ⅰ. R192.3-49
中国国家版本馆 CIP 数据核字第 202417843M 号

策划编辑　唐明星
责任编辑　柯琳芳
版式设计　康　健
封面设计　春　雪
责任校对　张　睿
责任印制　李思佳
出版发行　生活·讀書·新知 三联书店
　　　　　（北京市东城区美术馆东街 22 号 100010）
网　　址　www.sdxjpc.com
经　　销　新华书店
印　　刷　河北品睿印刷有限公司
版　　次　2024 年 9 月北京第 1 版
　　　　　2024 年 9 月北京第 1 次印刷
开　　本　850 毫米 × 1168 毫米　1/32　印张 12.25
字　　数　237 千字　图 46 幅
印　　数　0,001 - 4,000 册
定　　价　69.00 元
（印装查询：01064002715；邮购查询：01084010542）

序

医学不仅是一门追求科学真理的学问，更是一门关爱人、理解人、服务人的艺术。正如希波克拉底所说："在热爱医学艺术的地方，也必定有着对人性的热爱。"这门艺术需要医者在漫长的实践中不断砥砺精进、探寻仁心。年轻医护的成长，是一个在科学和人文之间求索平衡、在技术和悟性之间追求提升的过程。这个过程艰辛而漫长，需要极大的热情、毅力、专注和敬畏。

"协和八"微信公众号创办于2014年。10年来，"协和八"通过一篇篇精彩生动的文章，真实记录了年轻医护成长道路上的思考与感悟。我也是"协和八"的"粉丝"，时常读来，百感交集，深有共鸣。

这本《医生，请就位》用5个章节集纳了"协和八"的49篇精华文章，视角不同、风格各异，但都透露出难能可贵的真实。这些文章文字细腻、思考深入，有面对知识匮乏、经验不足的焦虑和彷徨，有在情感与理智之间的挣扎和抉择，有生活遇到挫折时的疲惫和迷茫，更有对生命的敬畏和对医学事业的笃定。可以说，这是一部协和青年应对成长考验、探究医学未知的"沉思录"，是一部年轻医护面对职业生涯的问题集锦，也是社会公众了解医生真实状态、洞见医疗决策背后理性和情感的绝佳窗口。

心存使命，自会卓然于众。协和历史上每一个熠熠生辉的名字，林巧稚、张孝骞、曾宪九……他们之所以被铭记，正是因为时刻用爱传递温暖、用心守护患者，始终怀揣为了人类健康的终极目标，勇于攻坚克难，持续探索创新。"协和八"的小编中，有正在埋头苦练的医学生、护理学生，有入职未久的年轻医护、博士后，也有业已成为科室骨干的青年医者。再过十年、二十年，包括他们在内的这批年轻人的水平就决定了协和的水平，他们的眼界就决定了协和的高度，他们的抱负就决定了协和能够走多远。透过这本书、这些文章，我看到了协和青年的深邃思考、广博视野与勃勃生气，看到了"大爱成就大医"的生生相续，看到了协和下一个百年的爱与希望。

回首百年峥嵘路，放眼今来盛世春。期待《医生，请就位》这本书能和"协和八"的上一本书《医生你好："协和八"的温暖医学故事》一样，见证协和人在新时代的医学探索和人文关怀，成为协和新的百年征程上又一个温暖印记。

协和医院院长　张抒扬

2024 年 6 月 17 日

目 录

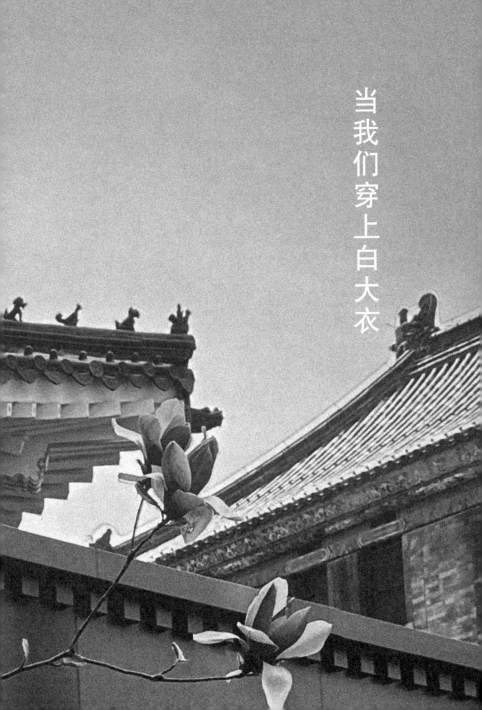

当我们穿上白大衣

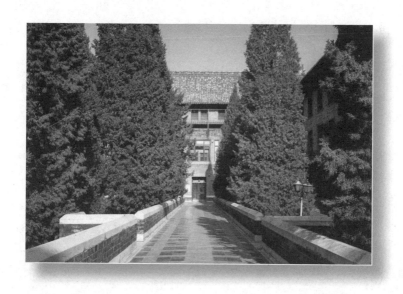

　　医生在急诊科同家属谈话时的话语或许可以决定患者家属对死亡的态度是悲痛但温情，还是不解且怨怼；医生在临终关怀病床前的安慰或许可以决定一个老人走时是充满遗憾与恐惧，还是平和而有尊严。若能体悟到医生职责中的这一层人文内涵，想必我们能做的就更多了。

医生的价值

我是 1985 年生人，我在青少年时期接受的教育，不论是老师、家长的说教，还是书籍、环境的浸染，都让我觉得需要在未来做一个对社会有用的人。那时候的少年崇拜的还不是明星或商人，更多的是陈景润这样终其一生钻研学问的科学家，是邓亚萍这样刻苦训练为国争光的体育健将。总体上说，那时候年纪还小，我对于"有用"的具体含义，并不十分明晰。

等到临上大学，巧合之下我选择了学医之路。把书念好，以后工作了给人好好看病似乎就是我的本分。虽然教材上的知识艰深晦涩，我也只得逼着自己看完了背，背完了忘，忘了再看。很长一段时间我很是怀疑自己选择学医到底是否正确。

直到进入了临床学习和工作，运用所学去分析解决问题，终于眼见着自己的付出能够给病人带来实打实的帮助，能够多多少少解决和克服病人的困难，我才终于觉得自己有点用了。于是愿意在临床上花时间，下苦力，为病人指标的好转而情绪激昂，为病历写得酣畅而自我陶醉，为前辈的褒奖而沾沾自喜，为病患的感谢而扬扬自得，仿佛终于看到了自己的价值。

工作到了第八个年头，我自认为对每一个病人都算得上全心全意地去搭救和帮助。2019年上半年，我担任病房的主治医师，那时收治的病患，颇有几个辗转多地无计可施，到协和时几近油尽灯枯。幸好在同事的帮助和前辈的指引下，经过心力交瘁的付出，总算是天不绝人，许以柳暗花明。在这个过程中，瞧病的本领在缓慢地积累，为人处世的心态也趋于平和，与之相伴的，也有难以言说的愧疚、遗憾和迷茫。

愧疚之处，不外乎对亲人的陪伴和重视是如此不够。那些加班的夜晚和早出晚归的周末，也许换来了病人家庭的完整和延续，却也导致了自己家庭的缺憾。以前我会觉得，这是值得的，这就是医生的使命和价值，现在倒是不确定了。人这一辈子，最后总是要慢慢老去。这个过程中陪伴我们的，让我们铭记的也绝大多数是家庭的温暖时刻。我也希望能够像我的病人一样，把家庭的位置摆得高一些，不让亲人们过于失望。

遗憾的是，为了能够对得起自己关于职业精神的承诺，医生依然需要殚精竭虑和持续付出。我理想中的状态，也许幼稚而不现实，但是总该有相对合理的制度和闭环的流程来防微杜渐，来做应急处置。好的制度和规范应当能解放人力，减少问题，开辟新思路。为了能够尽量促成这样的状态，我和一些同事自发地开始对年轻住院医师进行模拟教学，重症巡诊，情景演练。两年多过去了，有的年轻医师反馈说："师兄，幸亏你们之前讲过。我值班时遇到类似的情况时没有漏掉。"这让我听了也感到欣慰。不过，依然有我们力所不逮的地方，有些时候对于某些特定的情况，就是会有一些奇奇怪怪的原因，让人觉得非常无助。有很多比我更有力量和影响力的医生，也在以各自的方式去改变体制，希望在未来，能真的形成合力。

迷茫的是，老师和前辈们告诉我，只会看病，带带年轻大夫，在协和医院是不够的。医院的目标是"星辰大海"，我们应该克服自己的弱点和惰性，努力去跟随。于是只好笨手笨脚地模仿着老师们起步，学习做一些表浅的小研究，写一点小文章，申请个把小项目。奈何天资所限，精力不逮，自己前进的速度比蜗牛还慢。而与此同时，身边则是铺天盖地的宣传，如哪些资助力度惊人的项目都是哪些明星学者获得，哪些影响因子亮瞎眼的论文又是哪些才俊的杰作。在仰望他人的同时，自己更加焦虑和自卑。我从来不反感做医学研究，相反我认为好的医学研究和医疗本领是相互促进的，规范完整的数据库可以回答很多尚无定论的临床问题，能更具体地指导我们的工作。但是，如何良性引导有兴趣有能力的医师高效地做研究，如何更充分地利用协和的病例宝库，如何能够更有条理地设计和开展研究，更严谨地探索疾病的机制和新疗法，更灵活地协作和共赢，如何能让我这样的研究门外汉相对成体系地成长，你会发现这些问题的答案尚不明晰。

另一个趋势则是，年轻的医生如我自己，越来越多地被前辈们批评缺少坚韧不拔的耐力和精神，做事情不专注，成长太慢。我想，除了我们个人的原因外，还和社会环境的演变不无关系。相比前辈们，新一代的医生拥有更加美好的青少年时期，在啥都不懂的年纪就走上学医之路，又经过了更长的学制，走上工作岗位时，几乎一瞬间就要从一个还不能完全脱离原生家庭支持的小孩子，转变成一个能够去关心和呵护病患、与他人进行良好协调合作的心智成熟的医生。这个过程，确实没那么容易。中国的医生，有时候需要能够相对超脱地看待患者的喜怒变化，能够灵活应对体制的僵硬，也能够克制自己内心的不适。这些都需要阅历来支持，单靠说教，是很困难的。与此同时，当今的社会正呈现出前所未有的变革之势和多元化，为年轻医生的发展也提供了更多的选择。此消彼长之下，毕其一生的专注，就很难得了。

说到底，医生的价值，没有统一的标准去判断。如何衡量一个医生是否优秀、合格、成功，也要从不同的角度来多元地看待。

对于我自己而言，如果能够有效帮助那些不幸的病人，让他们获得更好的生活质量和更长的生存期，我会觉得满足和开心。运用所学，分析判断面前的病理生理学矛盾，小心仔细地遴选出应对的方法，设计出病情不同演化方向的对策，克服看病过程中遇到的困难，完成一个个小的挑战，这是有趣的过程。与此同时，将积累的心得体会毫无保留地交付更年轻的医生，使他们面对新的问题时不慌张有信心，也会让我觉得有价

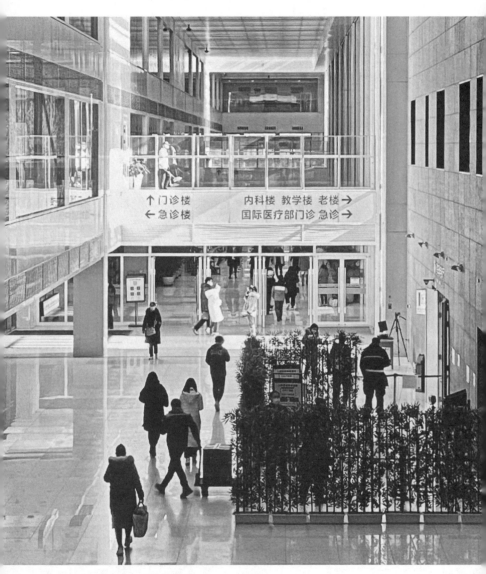

↑ 门诊楼　　内科楼 教学楼 老楼 →
← 急诊楼　　国际医疗部门诊 急诊 →

医生这份职业有其特殊的价值

值。在我力所能及的范围内，去给现有的制度、规矩打打补丁，让流程闭环，有规范，也是有意义的工作。至于研究，在现有的环境下我确实觉得有些吃力，不过既然有不少人能做得很好，那想必还是我自己能力不足。那就慢慢跟随和克服，期待积累后能有收获吧。

就在写这篇文章的过程中，北京的一位急诊前辈被病人家属用刀捅死，引发了广泛的关注和讨论。犹记得很多年前，王浩医生被害的时候，自己义愤填膺，在校内网上一宿一宿码字，试图表达自身的愤怒，唤醒那些我以为可唤醒的灵魂。时至今日，耳闻目睹之后的种种，我只能说，在三十几年有限的生命里，我眼见的社会虽然有诸多问题，但是大方向确实是在缓慢进步的。不过这些进步也经常是以鲜血为契机，以权势为引导，以普通人的苦痛为代价。这样的局面，是任何职业、任何身份、任何诉求的人共同的无奈和悲哀。当然，我也能理解，社会的演进，终非一人一事一时一代之功，资源之有限，不能兼顾也是常态。各人有各人的理念和诉求，各人也有各人认为重要的需要保护的东西，做出不同的选择也是自然。理想的世界，谁都希望能看见，但是谁都明白，终究是走不到的。对于个人而言，不论环境如何，如果能直面内心的恐惧和涣散，最大限度地坚持去做自己认为正确的事情，那么应该是最有力量的。

医生这份职业，有其特殊的价值，总是牵引着我们，形成奇怪的纽带，叫人留虽疲惫，去却不舍。也许有一天，我们觉得做医生不再能让自己开心和满足。那样的话，或许就该离开了。

　　当然，我希望这一天，永远都不要来。

　　　　　　　　　　　　　　夏　　鹏

日子很长，
但年岁很短

从医的原因

　　保罗·卡拉尼什本科在斯坦福大学读的是英语文学专业，但之后弃文从医，将神经外科当作他一生的事业。促使他走上这条迂回道路的，是他对"什么让人生有意义"这个问题的答案的追寻。这种追寻，执着而近乎执拗。在那个参加塞拉高山营的夏天，他在群山间歌唱，在繁星下入眠。在无数与文学相伴的日夜，他读艾略特并沉醉于现代主义与传统道德哲学碰撞而生出的张力，看莎士比亚并动情于根植在悲剧中的浪漫。年轻时保罗足迹遍布书斋与山野却仍旧无法停歇，与诸多人事物建立密切的联系却仍旧不能满足他高扬的心绪，原因在于他放不下那个问题：

　　生理、道德、文学和哲学，在什么地方相融交汇？

　　书斋中"意义"的概念已经无法满足保罗了，只有在和其他的生命建立联系、直面死亡与衰弱的同时继续思考是什么赋予人生意义，才可能找到那个他心向往之的答案。奥古斯丁"捧起书本阅读"的指引逐渐被"放下书本，弃文从医"的声音取代——用保罗自己的话说："只有成为一个医生才能真正理解'生理与精神并存的人'。"

他要"像那些博学通才一样，跋涉在情感、科学和精神难题最茂密的荆棘丛中，找到出口，或者杀出一条血路"。

作为一个18岁时明确自己想要学医的医学生，我选择学医的原因部分与保罗不谋而合。总体来讲，我想寻找感性与理性的统一与平衡，我想揭开"生命意志"的面纱，我想找到价值和意义究竟意味着什么的答案。而我认为，要能回答这个关于意义的问题，最理想的情况便是能找到一条适用于自己的、一以贯之的指导法则，形成适用于自己的、连贯一致的道德系统和世界观。在医生的世界中，直接面对的是生命、死亡和身处其中的芸芸众生——我认为这是离生命哲学最近的地方。

在十七八岁思考专业选择和未来时，文学带给了我很多启发，但随之而来也有很多困惑。"生命意志"一词和找到自己的人生哲学对我的强烈吸引源起于那时："生命意志"让西绪福斯能在不断推巨石却永远推不上山顶的过程中找到生命的价值，从而能从荒谬中获得幸福；尼采歌颂孤独的生命体验和个体的生命冲动，鲁迅也因为有"生命意志"而能在死亡中看到大欢喜，连绝望也因为有"绝望的意志"而成为他抗争的力量来源。

但与此同时，这四个字让我困惑，因为我无法从书本中得知它的内涵是什么，它栖息于何处。当时的我读生命意志哲学，是希望以这种理论为指引对抗我的虚无，回答我的困惑，抑或进一步能使它成为我自己人生哲学的底色。但我在生命意志哲学中看到的也只有虚无——正如鲁迅在身里身外的希望中看到的也都是虚无一般。

这种困惑感在我读到尼采的《悲剧的诞生》时有了小小的峰回路转。尼采在书中赞扬了纯粹理性无法把握的、根植于悲剧和苦难的、象征着浓烈的情感和无休无止的生命冲动的酒神精神。与之相对的日神精神象征着人赋予人生和世界美和意义的理性能力。我从中读出，纯粹的日神精神是无法穿透并真正理解生命的，因为一个人不可能在"意义"的概念中找到意义，不可能在"美"的概念中找到美。

我曾经自以为找到了一条捷径：想要寻找"意义"，那就直接去叔本华所说的"意志世界"中理解意义的概念，直接去寻找意义本身，但实际上，意义并不在那些地方。正如在书斋中熬成了博士的浮士德虽然坚定地认为他参透了生命的本质即宇宙虚无、无可流连，但他最终还是在遍历了人间世之后说出了那句"美啊，请为我停留"。

我曾经以为只要热爱生活的意义，生活中的困惑就会迎刃而解；但实际上，如果试图用意义去解释生活，你会发现你自以为热爱的那个东西并非生活真正的意义。

我感受到，精神的出走是不够的，身体的出走是必要的。在这条充满无穷无尽不可满足的生命冲动的道路上，只有自己真正在人间行走——像浮士德一样走出书斋，走向田野和人间情爱，像凡·高一样走出巴黎，走向矿山上需要福音的人们，感受人间的痛苦与欢乐而不是概念上的痛苦与欢乐，体会生命的意志而不是概念上的意志，才可能找到意义的内涵。

还有什么事业能比医学更直接地和人、人的生活、人的情感与价值产生联系呢？

在这个过程中，一种模糊的哲学在我心中逐渐成形。在这种哲学的中心伫立着生理和精神、感性与理性——这两组辩证统一的存在恰也是促使保罗从医的原因。

因此，在读到保罗下面的这段话时，我感到心中的什么东西被确证，并产生了共振。

我的感觉是，生理、道德、生命与死亡这些原本各自为阵的绳索，终于开始彼此交织了，慢慢成形，就算不是一个完美的道德系统，至少也是连贯一致的世界观，我在其中也占有一席之地。在要求很高的领域工作的医生们，见到病人的时候，都是他们最艰难的时候，也是最真实的时候，因为他们的生命与个性受到威胁。医生们的职责，包括去了解病人的生命因为什么而宝贵，而值得一活，并好好计划，可能的话，要尽可能保留这些东西——如果不行的话，就让病人去得安详体面。掌握这样的权力，就需要有很深的责任感，有时也掺杂着愧疚和自我责备。

医生的职责

随着经历的变化，保罗对医生职责的理解也发生了不少改变。

最开始，保罗认为医生的角色更多是一种引导。他将医生的职责比作将患者生活道路上断掉的铁轨接到一起，让患者仍能够到达他想去的地方。他说：

调整过我的思想重心以后，病人签署授权手术的同意书，意义就不那么简单了。这不再是一场迅速告知手术所有风险的司法程序，而是一次机会，可以和正在承受痛苦的同胞订立盟约：我们在此共聚一堂，一起走过接下来的路。我承诺尽自己所能，引导你走向彼岸。

到后来，到保罗自己也成了病人，他发现医生的角色其实更多是一种守护：

医生的职责，不是延缓死亡或让病人重回过去的生活，而是在病人和家属的生活分崩离析时，给他们庇护与看顾，直到他们可以重新站起来，面对挑战，并想清楚今后何去何从。

保罗意识到:当他是一名神经外科医生时,是保卫生命、保卫个性,甚至是保卫灵魂的召唤让他在充斥着老病的背景音中从未质疑过这份工作的意义;当他是一个癌症患者时,最令他心安的不是治疗方案,而是主治医师充满智慧的安慰的话语——她告诉保罗,这不是结束,甚至不是结束的开始。对于保罗这位优秀的医生来讲,这句话让他"感觉好些了"。

很多时候,面对不可战胜的死神,现代医学也无能为力。这时,医生这一职业中"生理"与"道德"的二元统一就显现出其重要性。医生在急诊科同家属谈话时的话语或许可以决定患者家属对死亡的态度是悲痛但温情,还是不解且怨怼;医生在临终关怀病床前的安慰或许可以决定一个老人走时是充满遗憾与恐惧,还是平和而有尊严。

若能体悟到医生职责中的这一层人文内涵,想必我们能做的就更多了。

医生的困境

医生的困境来源于一个根植于工作本质的矛盾:一方面,若难以与痛苦的患者共情,就很难在令人疲惫的高压环境下站在患者的角度诊治,很难理解并认同从医的意义;另一方面,若容易陷入情绪当中,就会被生离死别蚕食,既无法胜任这项必须时刻能够做出理性正确抉择的工作,又无法面对自己日益被心碎所占据的情感世界。

我曾经在书中读到，有人将医生的成长描述为"从看病，到看人，再到看病"的过程。之前，我觉得更难的是前半段：如果我的共情能力不够、人文情怀不够怎么办？但现在，我觉得更难的是后半段，而且这种难其实在于维持"看人"和"看病"的平衡。我和保罗医生选择学医的原因之一都是相信这是离生命哲学和可能存在的、一以贯之的世界观最近的地方，相信可以找到一种直达生命核心的超然卓越的存在。但或许这种存在太容易被疾病的密集炮火掩盖，以至于我们为了保持客观正确的头脑而无暇他顾，逐渐对这些习以为常，甚至是厌倦与冷漠。又或者，医学的局限所带来的无力感是那样沉重，以至于我们不敢再深入患者的内心世界，去了解他们为何而满足微笑，又为何而心痛流泪。

我记得，《绝对笑喷之弃业医生日志》（*This is Going to Hurt*）一书中的凯医生凌晨游荡在医院的走廊，因为白天接生的那个难产儿而无法入眠；我记得，一位临床医生讲，以前她以为她的成就感会来源于救活病人，但现在发现她的成就感其实来源于自己在悲痛与死亡面前仍旧能正常工作的能力。

日子很长，但年岁很短——保罗这样形容手术室里的生活。手术室中感受不到时间的流逝，只有在凌晨离开医院时才会感受到身体与精神的疲惫；"日月忽其不淹兮，春与秋其代序"，日日繁忙，强烈的思绪在年岁之中收缩再收缩，病人来来去去，而我们永远站在生死之门前。

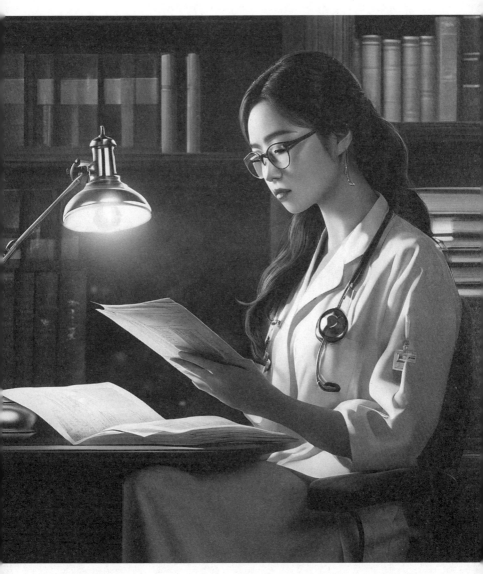

学习与思考

从医的终极使命

关于从医的终点，对此保罗也没有给出直接的答案。在肩负着生死攸关责任的行医之路上，保罗承认，病人鲜活的生命看似握在我们手中，但死神总是最后的胜者。面对这种必然，支撑我们继续下去的秘诀何在？保罗接下来的话令我震颤：

支撑我们继续下去的秘诀在于，明白打从发牌的那刻起，你已必输无疑，你会手滑，你会判断失误，但即便如此也要拼尽全力为病人奋战到底。你永远无法到达完美的境地，但通过不懈的努力奋斗和追求，你能看到那无限接近完美的渐进曲线。

我立刻想到《鼠疫》中的里厄医生。在面对小城来势汹汹的瘟疫时，记者忙着出逃，妇人和儿童在紧闭的城门前哭泣，连神父对上帝的信仰都动摇了。有人问里厄医生：你做这些有什么用？你知道你的胜利永远不会持久。

里厄医生回答：但这不是放弃斗争的理由。

对于保罗医生来说，在最靠近人性和生死的地方，无数患者的故事都残酷却真实地向他展示着胜利的无法持久，自己患上癌症也无疑加深了他的这一体会。但他在生命的最后时刻仍选择走上手术台，留下语言和文字，成为一个父亲，因为他知道，生命的意义并不在于完美的胜利本身。生命的意义向来虚位以待，需要我们回归最初的眺望，去看生命原初的疑难。

我们的胜利永远不会持久，但这不是放弃斗争的理由。这或许可以为我们心中的困惑勾勒出一个答案的轮廓吧。

桂　旗

在白色天空下堆雪人：关于临床的存在主义思考

　　规培一个月了，我注意到在办公室有时会出现这样一种情景：

　　患者探头探脑地走向你——他的神态显示出他对于走进一间所有人都穿着白大衣对着电脑打字的房间感到一些不自在——问起今天早上查房时你和他提到的那件事情，而这时候你需要问："您的管床大夫是哪位呀？"

　　时不时有患者记不住医生的脸。毕竟病痛的困扰已经占去了他们许多心力，而且医生们全都穿得一个样，说话也都是一个味道。所以也许当他们看着我的时候，看到的只是一件二十几岁的白大衣罢了。

　　我现在半点也不介意这件事情。这只是一种有趣的现象而已，但这现象背后的隐喻曾经在很长一段时间里让我感觉不自在。

迷茫地行走在旷野

有多少人在高中就知道自己一生的方向呢？

至少我在高三及以后的几年里都对此一无所知。对我来说，人生的前 18 年是简单模式，生活在一个完备强大的价值系统的统治下，每个选择都有好和坏，有对和错。像一场赛跑，唯一需要留心的就是不要离开跑道。

所以当赛道结束，人生成了一片徐徐展开的旷野时，我开始迷茫也就不难理解了。

没有勇气任意走向某个方向，是因为我总担心未经深思的决定是不负责任的。无数的可能性潜藏在没有根据的千头万绪里，只是被白大衣的模糊形象所吸引，我就在志愿填报系统上草草做出了学医的决定。

以为自己还停在原地，但时间有它自己的步调。上了大学之后，像一部上紧了发条的机器似的，一切都开始围绕着某种目的运行。希波克拉底誓言、解剖课、独立于其他学部的校园，最终给我套上了白大衣。

抵抗"既定的未来"

依我看，白大衣作为一个符号之鲜明，是其他专业或者职业少有的。穿着它的时候，自己的衣服全都变得无关紧要了。以前的朋友们开始戏称我为医生，二三十年之后的生活仿佛能

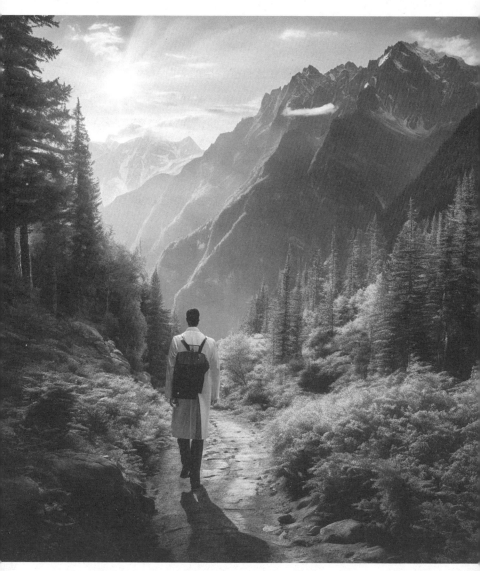

行医之路犹如一个人走在羊肠小道上

一眼就望到尽头。

于是就形成了这么一种吊诡的局面：突然之间所有人都比我更知道我自己，更明白我之后要去哪儿。只有我还在——按一个存在主义者可能会描述的那样——感受自由的眩晕。

我渴望逃离那种目光，它们看得太远，能远远地看到长路尽头的白色。而在这样的目光的注视下，我怕自己会在这条窄路上消解，融化，不知所终。

所以我抵抗这种预言，我选修着五花八门的课，偏对专业课不感兴趣。我和朋友们在凌晨的街道上徘徊，在未名湖边的石舫上喝酒谈天，直到被夜巡的保安赶走。挂科、补考、重修反复循环，躺在宿舍的床上醒着直到听到凌晨 4 点施工的卡车开进校园，直到早上 6 点去天台看日出。我变得熟悉晚霞，能认出星座。

这其实是一种试探，像个孩子想要惹怒自己的母亲，想要验证自由的边界到底在哪里。

但什么也没有发生。

白大衣并没有跳起来掐住我的脖子，也没有人站出来指责我为什么不好好尽一个医学生的本分。一切在静默中运行，只是我把自己的生活弄得支离破碎了。

我永远拥有"我"

小孩子在得到一份珍视的礼物时，往往会经历一段把玩的时候小心翼翼，甚至干脆不愿拆开包装的时期，要建立起这个宝物不会轻易离去的安全感需要一个过程。

高中毕业的我，虽然不那么典型，但大概可以勉强称为一个老师和家长眼中的好孩子。当我用了几年的时间让一个健康的我吃上舍曲林[1]之后，我终于确认了我的人生是一件赠送给我的，可以任我随意使用的礼物。

成为一个最像医生的医生，或者在哪天喝醉之后失足掉到湖里，也可以在两者之间找到我自己喜欢的任何位置——关于我自己的权力一早就在我的手里，只是我总对此充满怀疑。我在这样一种被动攻击的叛逆中度过了本科时光，终于缓慢地进入了成年。

关于本科之后的安排，我曾经做过许多盘算。我还想继续上学吗？要不跨考其他专业？那该去读哲学还是心理学呢？考U[2]吗？还是干脆像不少朋友那样去投行试试？再一次，人生像一片旷野在我面前徐徐展开，仍然广阔得令人目眩。

而我的恐惧已经解除了：反正人永远也逃脱不了自己的责任，也因此，每个人都理应对自己掌握着暴君似的权力，永远都可以反悔，永远都有回头路可走，可以把自己变成任何样子，但永远不可能变成不是自己。那条长长的，会把我一口吞掉的不能回头的窄路，如果不想走了，迈出去也就是了。

---

[1] 治疗抑郁症的处方药。
[2] 考 USMLE 的简称，USMLE（United States Medical Licensing Examination）是美国执业医师执照考试。

但我要顺着它继续走，白大衣的模糊形象还远远地挂在那里，当我结束了不安的对抗，它的吸引反而得以凸显。

"只是个害怕无聊的人"

那之后我开始准备考研。那段时间当然不是什么清闲日子，然而等考研结束之后，我发现自己变得不能忍受无聊。可能我本来就不喜欢无聊，只是以前，要是打算做些什么有挑战性的事情的话，我总少不了要问为什么。但也许人本就可以仅仅出于热情而挥霍自己的精力，像胡夫驱赶着建造金字塔的劳工那样。

我很怀疑胡夫下令建造金字塔的时候是不是真的相信自己可以因此死而复生——在他之前的那么多法老都葬在金字塔里，没听说哪个从里头爬出来了。或者说，如果这事真是那样计划的话，至少该考虑给金字塔留个门，不是吗？

胡夫的盛名主要来自于他修建的金字塔，共花费 20 年时间，平均每年用工达 10 万人。胡夫金字塔历经 4000 多年的风吹雨打依然屹立不倒。

我猜想他也是个害怕无聊的人，只是找个借口想要做点困难的事。这样的人来了协和规培一定觉得自己已经到了芦苇荡：总有各种挑战，金字塔怎么也造不完。

查房报病历逐渐明白了应该着重讲哪些事情，患者心率过快这种原本会有点紧张的状况现在也可以冷静处理了。值过了几个班，从最开始当电话接线员，到现在急诊也去过几次了。能自信地进行术前谈话，能熟练地过床、导尿、消毒铺单，甚至也能跟下来一整台手术了。如果上面这些都不能，至少能镇定自若地挨骂了。

不断出现的一个个小难题——得以解决，每天都有些成就感。

不再会觉得被白大衣遮蔽或是绑缚，因为每天早上都是我自己选择穿上它的。当患者记不清我是谁，叫我医生的时候，我已经习惯了回答："怎么啦？"

SPF 级大象

医生的两面

我理解的医生的"第一面"

在我刚刚进入协和医学院的时候，我对校风"悲悯、专注、自省"有这样的理解："悲悯"并不是一个用在"平辈"之间的形容词。

庄子悲悯那些尘世中疲于碌碌奔波的人，是因为他看到了人间的不幸福，想用自己心中的真知接引世人。

耶稣悲悯被原罪蛊惑的人类，是因为他看透了蒙蔽人类的愚昧……

医生悲悯病人的痛苦，是因为他能理解病人的内心，能用自己的所知缓解病人的苦难。

我在看陶勇医生的书《目光》时，有一个问题疑惑不解：陶勇医生被患者所伤，三个多月生死未卜，是医患冲突的最大受害者。他为什么能够完全摆脱心理创伤，为什么依旧能怀揣着初心对待每一个患者?

很快,我有了自己的理解:

耶稣以神的旨意来到人间传播福音,但被愤怒的众人钉死在十字架上。在死前,他说:人类,我看到了你们的愚昧,但我宽恕你们的罪行。

陶勇医生以赤诚和善良救治每一个患者,把减少人世间的苦难当作自己的信仰,但被扭曲的患者连砍数刀。在康复之后,他说:这件事就是一块碰伤了我的石头,我要做的就是搬开它,继续前行。

为什么陶勇不会因为这一个患者而改变自己的初心、怀疑自己的信念?因为他作为一个医生,在心理上是高于病人的:这里的"高于"并不是指以高高在上的心态指点患者,而是指用类似于耶稣的"全知视角"去给予患者帮助。

所以,医生和患者的关系不是餐厅里服务员和顾客的关系——顾客付钱,那么服务员提供服务,亦不是商界中合作伙伴的关系——我帮助你,那么你就要给予我回报。

医生治愈并帮助一个陌生的患者,不是因为会得到患者的感谢,不是因为在情感上依赖患者的反馈,而是因为医生把患者放入视野,揽入胸怀,从而满怀善意和悲悯地爱患者。

正如陶勇所说:"我愿变成一支燃烧的蜡烛,用自己微弱的光芒照亮和感染他人,引燃更多的烛火,如同天空繁星,永恒而璀璨。"

这是我之前理解到的医生的"第一面"。

我看到的医生的"第二面"

但想到这里，我感到有些担心：如果在医生和患者的关系中，医生永远只是"给予者"，那么他会不会感到疲惫？

我也是一个普通人，不是庄子也不是耶稣，我的爱不会用之不竭。如果我不能从患者身上得到什么，是什么能支持我一辈子以不变的初心源源不断地付出？

我在文牧野的电影《奇迹·笨小孩》里找到了一个答案。

在我眼里，《奇迹·笨小孩》和威尔·史密斯的《当幸福来敲门》、朱莉娅·罗伯茨的《永不妥协》是一类电影。然而，后两部在让我叹一句"好电影"之外，并没有带给我内心的触动，《奇迹·笨小孩》却让我笑着流泪。

可能是因为这个故事发生在中国的深圳，里面一个个更贴近我生活的人在日新月异的霓虹灯下追逐明天；

可能是因为这个故事让我听到了大世界的声声唏嘘；

也可能是因为这个故事让我看到了医生情感补充的来源，看到了医生的"第二面"。

在我看着床上的患者和守在他们身边的家人时，他们背后的故事，可以给予我继续前行的力量和继续相信的理由。

20 岁的景浩在母亲得病去世后从学校辍学，给需要在 8 岁之前完成心脏手术的妹妹筹钱。

我看到，高空作业队的队长边呵斥景浩带伤工作，边塞给他钱让他还房租。

我看到，景浩小工厂里那些别人口中"实在找不到工作的人"在听说景浩难处的时候，笑着提出帮助。

　　我看到聚集在刘恒志婚礼上的人们，明明每个人都承担着明天数也数不清的烦恼和苦难，但还是在今天举起酒杯祝福。

　　我曾担心，未来的我作为医生，在和患者相处的过程中会因为维度不同而无法共情。自己一直在象牙塔里读书，从没有在劳动人民的土地上踩过，担心自己会和天南海北而来的患者因为背景差别太大而无话可谈。

　　但当我坐在荧幕前笑着流泪时，我真切地感受到：我的心多么想走进他们的世界啊。尽管他们的世界有和我的世界不一样的规则和色彩，但那里依旧有我跃入人海、走过人间所寻找的东西，有真切得令人动容、散若漫天繁星点点的时刻——他们照亮短暂的黑夜，转瞬如流星亦永恒如恒星——肯定着我所做之事的价值。

　　诚然，人性中不乏丑恶卑劣之处，但当一个个患者背负着酸楚来到我的面前，苦难便是美德的机会。只要我能在他们身上看到这世界美好，值得我走一遭，那我便在这光荣的荆棘路上义无反顾。

　　正如陶勇所说："从医是一场修行，这条路艰辛又漫长，但我此刻无比坚定，因为上天给了我一次重生的机会，我想用我的余生去创造更多的价值，去帮助更多的人。"

桂　旗

寻找医院的温度

一

那天我到手术室有些早，整个手术室就我和躺在手术台上的病人，心电监护的声音，是唯一的旁白。

低头处理自己的事，无意间注意到，病人开始发抖。手术室的温度通常都在18℃—21℃，于是我问病人："你冷吗？"病人有些尴尬，说："不冷，只是控制不住。"

突然觉得，我们是否一直忽视了病人的感受：在陌生的环境，把自己的身体交给一群陌生人，面临不可预知的结果，而这些人多数时候都在自顾自地谈笑风生……如果我是病人，会不会也会控制不住地害怕和发抖？

冷的，也许不是环境的温度，而是心理的温度。

二

换位思考是一件很难的事。

医生无法知道，他面前的那个患者，曾经历过多少长途跋涉，跟号贩子做了多少斗争，在门外等待了多久才得到这次看医生的机会，最后得到的只是匆忙几句话，甚至简单的一句"排队等住院，现在没床"。

同样，对于患者，他愤怒于在迷宫一样复杂的医院，怎么向医生问个路都没有笑脸相迎，而是一句"我也不知道"。但他不会知道，这个医生也许正急匆匆地赶去病房查看一个病情突然变化的病人，而且他确实不知道医院每个科室的位置。

他愤怒于下班匆匆出来，还遭遇堵车，好不容易才赶到病房，想找医生问问生病的家人的病情，却被冷冰冰地训斥"明天自己找管床医生问去"。但他不会知道，这个医生也许刚完成一台持续六七个小时的大手术，此刻口干舌燥、饥肠辘辘，还得晚上加班忙着完成因为手术而耽误的各种事，更何况他本来今晚既不是值班医生，也不是管床医生，要说病情自己也得从头看一遍，还得说话小心翼翼，以免在治疗方案这样的关键问题上发表一些不恰当的评论。

他愤怒于自己的亲人连夜转运到医院想要住院，央求哪怕睡地上都行，医生却冷血到见死不救，因为没床就打发到急诊去留观。但他不会知道，这个医生一晚上已经连续收进病房几个重病人，夜班就这么几个护士值班，已经忙得不可开交怨声载道，连心电监护仪、输液泵这些设备都是打电话从全院各个病房借的，再要用连上哪儿借都不知道，而且经过询问和查体，判断这个家属眼中不住院不行的病人，确实可以安全地先在急诊室留观。

………

没有一个患者或家属到医院纯粹是为了挑衅找碴儿吵架斗殴的，他们只想解决他们最关心的问题，而医护人员是他们首先似乎也是唯一能想到的求助对象，更何况那身白衣总被赋予那么多神圣的意义。

但是白衣之下的医护人员也还是普通人，他们不因为白衣就可以化身超人，无所不知无所不能。他们也会倦怠，也会无奈，甚至也会有情绪。

我也曾不止一次地冲患者和家属发火，尽管每次过后心里都有些歉疚，因为那不是我的本意。

只是控制不住。

医护人员的心，同样也需要温度。

三

多年前，lancet 师兄曾在我的一篇日记里留言，说："目前这个医患关系，这个医疗环境，这个充满敌意的舆论论调的背景下，还穿着白大衣，站在医院里的人，多少都应该还是有爱的。"

人都是有感情的。医生对患者是不是好，是不是真心在关怀，病人是感觉得到的。

同样，病人和家属是不是信任医生，是不是真的感谢医生，医生也是感觉得到的。

见习的时候，曾经听领导跟一个有卵巢癌既往史，现发现肝、结肠有疑似转移病灶的病人家属谈话，在说完"我们考虑转移可能性大，认为病人现在手术治疗意义不大，建议转肿瘤科化疗"之后，却被家属反问一句："如果不是转移而是原发病灶，耽误了治疗谁负责？"

我觉得作为医生真的挺伤心的：一个医生在跟你谈话之前，会不考虑这种可能性吗？会不权衡利弊就盲目地让病人去转肿瘤科吗？这样一句质问包含的敌意，医生会感觉不到吗？医生在感觉到这种敌意之后，会本能产生自我防卫的心理不是自然而然的吗？貌似在为病人争取手术机会的行为，反而让医生马上转换思路，变成怎样把这样可能制造麻烦的家属赶快送走，真的对病人有利吗？你也承认自己的医学知识有限，但是你自以为是的精明，是在爱病人还是在害病人呢？

医院是个小社会，这里的温度，不过是社会温度的延续。

你感受到的温度，不过是你付出温度的传递。

四

医院如果是个小社会，那么只有两种角色的社会，是不正常的。

如果医院有足够多的导医和志愿者，有足够醒目清晰的标志引导，那么患者不用去抓住医生问路，因为在形形色色来去匆匆的人当中，白大褂是唯一可以确定的区分标志。

如果每个家属都知道通过怎样的途径预约和医生进行沟通和交流，或者像美国医院一样有专职的社工来做这样的事，那么患者不用到办公室去拽着医生问病情，因为那是他唯一能找到的专业人士。

如果病人在转运前就能通过良好的途径联系好床位，如果医院的运作流程会在急诊先进行有效的分流，而不是让值班医生一人来独自处理他不可能独自处理好的床位问题，如果护士排班制度有应对紧急情况下人手严重不足的预案，如果医院有紧急状况下解决设备不足问题的预案，而不是让值班医生和护士一个一个病房自己打电话去寻求帮助……

如果医院的流程更合理和人性化……

如果可以，医院会更有温度。

五

后来有一天，我们成了整个手术室的"值日生"——也就是最晚结束手术的一组人。

离开手术室的时候，我突然心血来潮地到一间空手术室，打开无影灯，躺在手术台上。

手术台真的很窄，想到即将到来的手术，那种恐惧，真的控制不住。

只希望能有一句话的鼓励，只希望有一双手的安慰，这些都不能消除恐惧，但是会让我感受到温度。

是从一颗心，传递到另一颗心的温度。

自得麒乐

哪些瞬间让你庆
幸自己学了医？

我是一名临床医学专业的医学生，和医学打交道已经三年多了。

医生是一个使命感与荣誉感极强的职业，因为是在和生命打交道，甚至有时候就是从生死边缘处将患者挽救回来。有很多瞬间让我非常庆幸，我选择了医学。

在高考前，医生并不是我未来想从事职业的备选名单之中的首选，但一件事改变了我。因为家里亲人在我面临人生大考之时不想影响到我，我是在2019年高考后才得知太爷爷病危的。我匆匆坐高铁去济南，赶到病房，五味杂陈地看着病床上浑身插满管子、连说一句话都很吃力的太爷爷。床头的心电监护无休止地工作着，我无助又无能为力。我的母亲很温柔却很少哭泣，但回家后一周，我目睹母亲接到太爷爷去世的电话后潸然泪下的场景，至今难以忘怀。

在医院里的见面竟然成为我和太爷爷的最后一面。那一刻，我突然感到生命有时真的很脆弱。想到在自己茁壮成长的同时我的亲人也会慢慢变老，于是我义无反顾地把高考志愿填报的所有专业都更改为临床医学，放弃了从小热爱的数学专业。

就这样，一个少年踏上了决心用一生为之奋斗的从医之路。时光匆匆，转眼我已经是一名大四的医学生了。我在学校专业课上学到过医学领域里的一点皮毛，也在医院科室里临床见习了一段时间，对医学有了一些感触。

因为家里没有人学医，所以亲人们得知我选择了临床医学后特别高兴，可能是觉得他们后半辈子的生活质量和生命长度有了保障。家里的亲人，尤其是年过古稀的长辈，大多都患有高血压、糖尿病等疾病。因为学过药理学，他们吃的药我也很熟悉，像降压的地平类、降血脂的他汀类与降血糖的二甲双胍等，我会给他们用药提供一些指导。每次打电话给姥姥或和她视频时，我都会询问她的身体状况、最近的用药和饮食情况，以及有没有遛弯儿等，还会耐心地把药物的原理转化为通俗易懂的词句给姥姥解释。之前有一次，当我得知姥姥自行停用了降压药的时候，我就用到了药理学课上学到的专业知识，认真耐心地跟她解释终生服降压药的重要性。随意停药不但不会帮助血压下降，还会导致血压反弹，甚至会比服药前的血压更高。波动过大的血压非常容易刺激到血管，导致脑出血等现象的出现。

记得刚步入大学那会儿，我曾在学校的附院做过两周的志愿服务。因为年级偏低，所以我是在一楼门诊大厅帮助患者挂号，取 CT 和核磁共振的片子，病理穿刺、血常规、心电图、心肌酶等一系列检查和化验报告。尤其对一些年纪大不识字的老人或者一些初次来诊对取报告与缴费流程不熟悉的患者，我都会热情地伸出援助之手，尽自己的一份力去帮助他们。

让我颇为惊讶的是，在我看来都是一些微不足道的举手之劳，却收到了不相识的患者和家属转身离去时一声声温暖的答谢。这些如一股股暖流，让那个冬天做志愿工作的我全然没有感受到一丝寒意。或许是每一位患者和家属内心都或多或少存在着不安，在人满为患且嘈杂的医院里，我帮助挂号、取单子的小小举动，抑或是对看到片子结果后突然放声大哭的患者的安慰，看似平淡无奇，却抚慰了冬日里很多焦虑、惊惶的心灵。

其实作为医者，我认为就算病人最后无药可治，也永远要开"希望"这个药方。曾在医院急诊大厅里看见，医生们接力跪在急救床上焦急又努力地对一位呼吸骤停、心跳停止的患者进行着心肺复苏，从胸外按压到人工呼吸，一遍又一遍循环了一个多小时。后来才明白，有时候即使患者生存希望渺茫，医生也会尽力多抢救一会儿，这种坚持有时候对悲痛的患者家属而言是一种超出言语的抚慰。当我们无法治愈一个病人时，至少可以通过一些小小的努力，来治愈一个家庭。

进入大四后，我来到病房进行更深层次的理论知识学习与临床见习，成为专家带领的"萌新"医学生的一员。有的时候

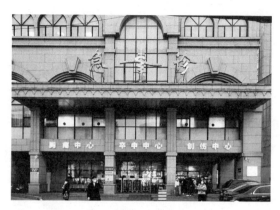

在急诊，或许每个人都需要一声安慰（李昊 摄）

非常幸运地可以旁听到教授们的每日查房或者是 MDT[1]。我时常拿起笔记本，一边记下医生们如何依据病史、体格检查结果、实验室检查结果、影像检查结果等，用缜密的医学逻辑思维与丰富的专业知识去分析每一位患者的病情，一边飞快地思考产生一个个化验异常指标的可能原因。我还学习了医生和患者之间该如何沟通交流。这看似简单，实则是一门大学问。

跟随消化科教授查房时，有一位病人至今让我印象深刻。这是一位老奶奶，因结肠癌被收入病房进行后续治疗。她的女儿年纪比我妈妈稍大一些，在旁边陪床照顾着老人。那天我跟在查房老师身后来到老奶奶的床前，老师一边听着研究生汇报病历，一边拿起厚厚一摞化验单子和影像片子来看，

---

[1] multi-disciplinary treatment，多学科联合诊断。

认真得仿佛不会遗漏任何一个角落。我印象很深的原因是，在向患者说明老奶奶需要做部分结肠切除术后，她的女儿第一句话就是问："这个肠子切了的话，是不是会给我母亲带来很大的痛苦？要是痛苦太大我们就不治了。"这时，医生走过去轻轻拍了拍躺在床上的老奶奶的右肩，转头微笑着对患者的女儿说："不用担心，我们只是给你母亲切一小段肠子。因为她的癌症发现得早，处于早期，没有扩散。我们就把这一小段不好的切下来，把好的没问题的再接上，我相信老人家的预后好着呢！"

我分明看到老奶奶的女儿眼睛里泛着泪光，她双掌合十，激动地连连道谢，说医生这么解释她就放心啦。虽然病情瞬息万变，面对生死人类的力量还是很渺小，但能让焦急的患者与家属安下心，仍显得无比珍贵。每每路过病房，看到护士站旁边的墙壁上挂着的一面面锦旗，我都认为那是金钱买不到的幸福与荣誉感。

从医像一场修行，道阻且长。但一个个庆幸自己学医的时刻，就真真切切地体现在亲朋好友向我询问他汀类、地平类药物的时候我的从容与冷静，体现在我解答父母询问的医学问题时油然而生的自豪感，体现在在医院做志愿工作时患者说出的一句句暖心的道谢中。我能想到的最浪漫的事，就是可以用我所学的医学知识去陪伴着身边的人慢慢变老；我能想到的最幸福的事，就是在他们变老的过程中，我可以帮助他们过得更好，更健康，更安心。虽然说只要选择了医学，年年期末考试胜似高考，但选择了医生这一崇高的职业是我的幸运。希望在未来，能够为人民健康做出我小小的一点努力。毕竟在很多个瞬间，我都觉得很幸运，得亏自己学了医。

愿以温暖滋养柳叶刀，护佑所遇之人一生。

李　昊

我和我的医生老爸

　　我的老爸老王是外科医生，喜怒不形于色，做事四平八稳。上小学的时候我同桌甚至说："你爸好严肃啊，看着有点害怕。"

　　老爸是整个家族里唯一的医生。自打记事儿开始，似乎家里所有的亲戚生病，从老的到小的，第一件事就是来联系老爸。老爸面子薄，对各路亲戚基本也就是有求必应。慢慢地小王成了老王，在我们这个小地方也有了点小名气，在马路上溜达也间或遇到他的病人或家属热情地打招呼。这也让小时候的我感觉我爸似乎无所不能，觉得做医生挺厉害的。

　　有件事印象特别深，大概我上五年级的时候，我们刚搬到新家。有个人过年的时候在我家单元门口放炮，恰好我妈从单元门往外走，鞭炮就崩到了我妈的眼睛旁边。自然我妈跟这个人吵了一架，那人也很硬，死挺着一句道歉也没有。后来有一天，我们一家三口回家，恰遇到那个人。那人愣了一下，扭捏着跟我爸打招呼。我这才知道，老爸给这人半夜做过急诊手术，救了他一命。其实我妈也愣了一下，但没说话，到家后我妈跟我爸说之前的事。我爸嘿嘿一乐，也没说啥。毕竟当面面子薄，那人没好意思跟我妈打招呼，不过后来那人还是跑我家里送了点水果。

我也就慢慢觉得做医生应该很有成就感，所以我一开始就认准了做医生，没考虑过别的职业规划。但是高考前，我爸反而有点忧心。我的成绩虽然能稳定地排在年级的前十，但我的高中不是特别顶尖的高中，考清华北大的每年最多一个。而且除了老家天津，我又只肯去北京上大学。如果学医，协和和北医基本不能考虑，能选择的学校就太少了。当时家里还没有互联网，查资料比较麻烦。好在每个周末有很多专业辅导的讲座，他就每周都跑出去听，认真做笔记，还花几百块钱买了套关于各大学历年在天津的录取情况的资料，自己研究来研究去，做了不少总结。后来告诉我，他做了报志愿的"宝典"，保我考成啥样都能有满意的学上。高考前，我自己的心态倒是很放松，毕竟我知道自己的能力，最差也能考上南大（全国只有天津人的"南大"指南开大学）。南大的医学院虽然不咋地，但听着似乎也很好，而考天津医科大学相对压力也不大。我听说过协和，默默地把它作为最高目标。为了给自己点压力，也跟班里同学吹过牛，但我自己也知道难度不小，毕竟首先我得够清华的分数线才行。

高考分数出来后，我知道协和或者北医似乎有戏了。我跟老爸说，还是想学医，要不试试协和吧，看看能不能挑战成

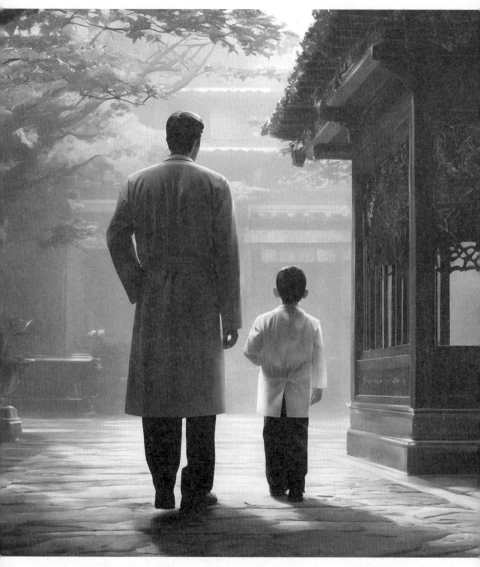

两代医者

功。这回老爸跟我深谈了一次，表示学医的路可能不好走，枯燥而漫长，上学是这样，工作可能亦然。

被协和录取的时候，大家都很开心，我觉得最开心的应该是我爸，但他嘴上不说。后来还是老爸的一个学生跟我说，那段时间他觉得王老师"走路带风"。

学习确实漫长、枯燥，心理上最难受的时间应该是大学第五年左右。自己的高中同学大学毕业一年了，渐渐在工作的领域混出了一些名堂，手头也有了钱，有的很快组建了家庭，有了孩子。而自己的大学刚刚进行了一半，心态上难免有一些落差，颇调整了一段时间。每次和家里打电话，跟妈就汇报一下日常工作，老爸接过电话一般只强调一下什么时候该干啥事，没毕业的时候就是学生，要好好学习。八年路漫漫，好在我也波澜不惊地顺利毕业，留在了自己心仪的医院心仪的科室，做着自己心仪的工作。

刚工作的时候，还是很兴奋的，每每加班也是元气满满。抱着一定要做完当天所有工作的想法，往往要十一二点才能下班回去。一两个月坚持坚持就过来了，时间一长，还是慢慢进入了职业倦怠，再加上很长一段时间没获得什么工作上的成就感，就有点失去了努力的方向。有一天早上，一睁眼，迷迷糊糊的我开始思考职业的意义，忽然意识到，我小的时候似乎总是见不到我爸。他总是很早走，很晚回，半夜接个电话就走也是常态。每天早上一定去病房转一圈似乎也是他工作的常态，不管啥日子，不管啥天气。到现在有时假期我回家，睡个大懒觉起来，我爸已经去医院了。以至于我上大学后，爸妈干脆把家搬到了医院旁边的小区。老爸每天的辛劳又获得了什么呢？嗯，老爸的临床能力和良好口碑可能就是这样一点点攒起来的吧。不过……这就是当年在我报志愿时他说的"枯燥"吧。一瞬间，我豁然开朗。坚持，坚持努力学习，慢慢地一定会有收获。

工作几年，随着见到的病人越来越多，我也积累了一些临床经验，说不上妙手回春，但慢慢觉得自己有时也能独当一面，心里还是有些小骄傲的。一次会诊一个胆漏的病人时，自己的临床判断与大多数人相左，我还是想坚持己见，忽然就想给老爸打个电话，毕竟这属于他老人家的专业范围。其实平时和老爸交流得特别少，上大学以后打电话基本就直接拨给妈妈，汇报一些日常生活。这次因为专业问题打电话给老爸，出乎意料讨论得十分热烈。老爸显得很兴奋，在反复地远程阅片和追问病史之后，他同意了我的判断，我自然也很开心。后来多科会诊印证了我的想法，那时颇自得了一下。过了些日子，我爸主动联系我，说可能遇到了个罕见病，想问问我的看法。因为医院是罕见病中心，我恰好也有相关的诊断经验，也就根据我不成熟的经验，提出了相关治疗的看法。老爸又显得很兴奋，当然后续治疗也印证了我的想法。现在想来，不知道他当时是不是又"走路带风"了呢。

王　健

我们要成为什么样的医生？

　　我既是医生，又是教师。身为医生，当辗转多家医院未能确诊的患者在我这里得以诊断，反复黏液脓血便的溃结患者实现黏膜愈合，我内心会被满满的成就感和喜悦占据。随着医疗工作的精进，学而优则教，开始承担各类教学任务。当教室里眼中闪着光的学生们提出一个又一个富有挑战性的问题时，当学生们的付出和努力化作会议上神采奕奕的发言或是领奖台上的比赛奖杯时，我又获得了更深层面的成就感。这份成就感源于自我实现，源于辅助更多的人自我实现。每每思索至此，我都感到非常幸运，选择了医生这个职业，选择了在教学医院从医从教，受益终身。

　　在协和医院，始终有那么一群医生、护士，拥有赤诚的教学情怀，在奉献中实现自我，在平凡中成就伟大。我身边的老师们总有一些不起眼的小事情打动我，感染我，更加激励我。借此机会，分享几个小故事给大家。

"千锤百炼，三基三严"

在学医的道路上，我曾得到许许多多令人尊敬的师长的指导和帮助。诊断学作为步入临床阶段的第一门课，是很多同学印象最深的课程。诊断学老师带着我们学习如何问诊、查体，他们在患者床边言传身教，用温和的声音、谦逊的态度询问患者病情，用心倾听患者的陈述，适时回应患者的问题。遇到情绪不好的患者，老师会轻轻拍拍患者的手臂，眼神中透露出关爱和支持。协和老师们的言传身教，润物无声。在这样的教导和熏染下，当我们成为医生，面对患者时展现出来的是仁心和仁术。给轮椅上的患者查体，我们会蹲下来与患者沟通；需要查看下肢是否水肿时，帮患者脱掉袜子，查体结束再帮助穿回去；不论患者身着华服还是衣着不洁，我们的眼神不会不同。在协和这座医学界的象牙塔，一代代协和的老师们率先垂范、身体力行，践行医者仁心、护佑健康的初心。建院百年，虽时代更迭，协和对核心价值观坚守如初。

再来说说我们诊断学的豪华师资配置，小组带教倪超老师，心内科资深教授，带教后没多久担任了医院教育处处长。倪老师每次床旁问诊后带着我们针对病例做梳理和反馈，深入浅出地指导我们逐步形成最基本的诊疗思路。我们的诊断学标准病人（SP）扮演者沈悌老师，就是多年后大家敬爱的大内科主任。在我读书的年代还没有成熟的专业 SP 团队，诊断学带教老师就担起 SP 的角色。印象很深刻，沈老师做 SP 是很难直接问出主诉的，他会提供很多迷惑信息，需要你不停思考，进行层层递进、抽丝剥茧的询问，才能抓住主线。我的病历导师赵永强老师，每一份大病历都得到他字斟句酌的精心批改，从凝练主诉、梳理现病史、总结病例特点到扩展拟诊讨论，他都悉心指导。我见习时内科出科考试抽签抽到消化科，当时不禁心头一紧，又恰恰是我们都非常亲切地叫她"陈奶奶"的陈元方老师监考。消化科老师监考严、提问难在同学间广为流传。直至今日，我问诊、查体能迅速抓住主要矛盾，就得益于从开始学习诊断学直至见实习阶段的见习病历导师、每一位临床带教老师对我们的严格要求和反复训练。当我成为一名老师，成为导师，在我看来对学生严格要求是对学生最大的爱护，是协和文化的传承。

我们要培养什么样的医生？

2020年我接任医院教育处副处长，一接手工作即知道将有一件大任务要完成。果然没过多久，接到"第十届全国大学生医学技术技能大赛"参赛报名的通知。虽然是第十届，北京协和医学院却是首次参赛，也是首次设立临床医学八年制赛道。了解比赛规则、培训老师、遴选学生、分阶段对队员进行强化训练，每一步都按照预先设定的目标和计划执行着。老师们培训的操作项目从10分钟完成，到最后在5分钟内完成，一切从开始时的不可能变为可能。然而，作为团队负责人的我

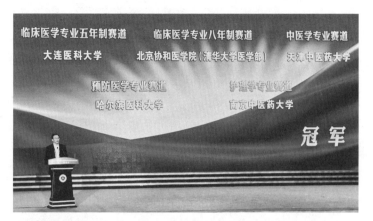

临床医学专业五年制赛道　临床医学专业八年制赛道　中医学专业赛道
大连医科大学　北京协和医学院（清华大学医学部）　天津中医药大学

预防医学专业赛道　　护理学专业赛道
哈尔滨医科大学　　南京中医药大学

冠军

协和的团队获奖了

一度内心彷徨，充满疑问：我们要培养什么样的医生呢？培养八年制医学生与五年制医学生的不同在哪里？仁心仁术是用检查或操作的完成速度来衡量吗？经过与教师团队的讨论，大家一致认同：八年制医学生在赛场上要展现出应有的风貌，其中重要的一点是人文关怀，做有温度的医生，每一个检查或操作前要与患者充分沟通；临床思维的基本功训练是重中之重，操作的能力再强，错误的思维导向和错误的操作则会让一切归零；我们的学生应展现团队协作精神，具备冷静思考、及时应变的综合素质，老师不可能穷举所有问题和答案，而要不断提升他们解决问题的能力；我们的学生应具有家国情怀，敬佑生命，甘于奉献。操作技能可以在几个月的时间内得到强化，而临床思维基本功、综合素质却不是一朝一夕就可以拥有的。于是，在和其他学校进行友谊赛的时候，每次我都带着自信给我们的团队打气。我们虽然没有在规定的时间内完成更多的操作，但我们的优势是其他参赛队伍短时间内不能习得的。友谊赛上，一位大连医科大学的资深老师这样评价我们的学生："看着他们问病史就觉得自然，是个大夫的样子！"决赛赛场上的团队挑战中，我们的队员以出色的英文通过电话自信地对新冠患者的外籍家属说："请您相信我们的国家，相信我们的党，我们一定会尽最大的努力救治您的亲人！"最后决赛赛场上，队员们不负老师、学校领导的期望，展现出他们应有的样子，自信沉着，温暖阳光，尊科学，济人道，他们每一个人都自带着协和特有的光芒，熠熠生辉。

这段筹备比赛的日子，是一段值得从不同角度去审视和思考的经历。比赛获得冠军是荣誉，这一群有情怀的模拟教学教师是宝贵的财富，更重要的是这次比赛回答了"我们要培养什么样的医生"这个曾经困扰我的问题。为了实现这个目标，我们还有很多要去完成的任务。

德国著名哲学家雅斯贝尔斯说过："教育的本质就是一棵树摇动另一棵树，一朵云推动另一朵云，一个灵魂召唤另一个灵魂。"威廉·奥斯勒说："没有哪个泡泡比成功的老师吹出的泡泡更闪亮或者飘浮的时间更长。"教育的本质不是灌满一桶水，而是点燃一把火。协和的师长们燃起我们心中的火焰，我们的责任是点燃更多人心中的火焰，并薪火相传。

李　玥

准备好了吗？

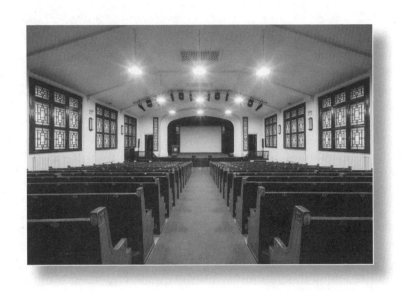

　　医学是学不完的，没有人可以等到把所有理论知识都掌握了才去实践。在和疾病斗争的战场上，哪怕第一次摸枪也要有随时射击的准备。一边瞄准，就要一边把手指放在扳机上。

医
学
生
的
成
年
礼

聆　听

解剖——医学生的"成年礼"

"大体老师从保存油中被捞起，面无表情，眼睛紧闭，一个完整真实的人在死后呈现出的沉寂状态给了我巨大的冲击。老师割下第一刀，用解剖钳咬紧皮肤划开的一端唰的一下往下撕，撕下一条表皮与连在上面的脂肪结缔组织，看得我惊心动魄。"

"第一次触摸到大体老师那冰凉湿润的皱皱巴巴的皮肤，一瞬间，我像是被闪电击中了。"

"我仔细地看他。他的面部皮肤已经有些许的变形，颜色也有些泛青。我的内心空荡无物，只能感觉到自己的心跳；离开的时候我甚至觉得他有一些像我的外公。"

"在解剖面部之前，真的能感受到面前的是一个活生生的人，可面部解剖结束之后，这种感觉就淡了很多。"

这些文字节选自 2021 年春季八年制临床医学班（含临床试点班）同学叙事医学课程的作业——关于第一次解剖课感受的反思性写作。

10 年前，为了更好地理解医学生，我旁听了一些临床医学的课程，包括曾跟随一个小组观察解剖实验课。

"同学们已经动手把大体老师摇出台面，备好托盘、镊子和止血钳。那些大体老师的四肢已经被解剖过了，皮肤、肌肉散开着，身上盖着一块白布。今天的解剖内容是面部的浅部。同学们四个人一组，开始趴向大体脸部。与大体近在咫尺，几乎要'同呼吸'了。在几十厘米见方的脸部，八只手操作着八只镊子和止血钳，一挑一拨一看，去探知面部皮肤之下的肌肉、神经和血管。……在这里，一次课的两三个小时里，大家始终弓着身体，盯着解剖部位，手里不停地探测着、剪切着……同学们身后是散开的讲义，还有厚厚的教科书，印有各种解剖图的，放在大体存放箱前面的桌子上。"[1]

有了这次的实践作为基础，结合叙事医学的理念，于是布置了上述的主题写作作业。

相关研究表明，大体解剖学是学生社会化和专业化的主要影响因素，因为这是许多学生第一次以医学生身份与人体互

---

[1] 李飞:《好医生是怎样炼成的——一位医学院教师的调查笔记》，湖北教育出版社 2014 年版，第 89 页。

动，来处理他们的"第一个病人"；大体解剖不仅是一个重要的"通过仪式"，在医学生的专业学习和身份形成中，也是第一个有影响的时刻，他们必须面对死亡、人的生命和其他伦理问题。[1]

通过文本分析发现，第一次解剖实验课给医学生带来了复杂而剧烈的心理冲击，"迫使"医学生直面医学的悖论、去人格化的困境，直至完成医学生身份的建构。通过反思性书写可以将复杂情感显性化，并带来关于人性、去人性化的思考。

"死亡"的挫败

接下来，让我们从解剖课堂移步到病房，一起聆听三则故事：

第一次心外按压失败

2011年，一位住院医师小雨讲述第一次抢救经历：

"作为第二个对患者进行心外按压的实习生，我很卖力地一下一下地按着。一边进行，一边还在想自己按的位置对不对，力度够不够，频率合不合适，同时还盯着患者的眼睛，幻想着在卖力的心外按压下他能够苏醒过来。可是，我感受到的却是手底下病人慢慢降低的皮温。经过一个多小时的抢救，老

[1] Chiou RJ, Tsai PF, Han DY. "Effects of a 'Silent Mentor' Initiation Ceremony and Dissection on Medical Students' Humanity and Learning". *BMC Research Notes*. 2017 Sep 16;10(1):483. doi: 10.1186/s13104-017-2809-0. PMID: 28915916; PMCID: PMC5602928.

大爷最终还是离去了。"[1]

小雨记得当时几位参与抢救的同学，事后一个个都无精打采地坐在那里，有位同学还偷偷哭了起来。带教老师过来劝慰说，大家都已经尽力了。这位病人两个月前来这里时就已经进入了终末期，能抢救回来的概率极小；你们以后如果要做临床大夫，一定还会遇到这种情况。他只记得，当时他们几个实习生似懂非懂地点了点头。

这件事发生时，中国大陆安宁缓和医疗的概念还处在萌生阶段。

为什么老师们"无动于衷"？

2018年，在一次讲座中住院医师小雷提问：

"大学实习时，我曾参与抢救了一位患者。经历惊心动魄的奋力抢救之后，病人救回来了，这带给我巨大的成就感。然而，第二天下午，这位病人的家属把呼吸机拔掉了……我从巨大的成就感中瞬间陷入一种空洞，内心充满了不解、困惑。与此同时，我的老师们却没有表现出特别的感受。"

小雷不能理解，为什么老师们没有什么反应，而自己的内心却翻江倒海？[2]

---

[1] 李飞:《直面医事危机——住院医师的人生"大考"》，中国协和医科大学出版社2017年版，第96页。
[2] 贺苗、曹永福、王云岭等:《中国安宁疗护的多元化反思》，《中国医学伦理学》2018年第5期。

初出校门与死神的第一次亲密接触

这是医师小山每次反思时必不可少的回忆。

十几年前，小山才刚刚踏出医学院校门几个月。一次值夜班时，接到 120 出诊需求，赶到一处车祸现场。夜幕多少掩盖了一点车祸的惨状。受伤者是一位 50 岁左右的男性，因撞击造成全身多发骨折，左脚缺失。小山在离病人身体约 20 米处，发现了他的左脚，马上跑去给拾了起来。

现场即可以判断，伤者出血量多，伤势非常严重。

小山在救护车上对伤者进行处置后，伤者生命体征还算平稳。入院送入病房之后一个小时，传来这位车祸病人死亡的消息。[1]

聆听的力量

在试图控制死亡的过程中，医学生凭借生物医学知识和技能救死扶伤，并预期巨大的成功，遭遇死亡时则产生极大的挫败感。似乎死神的降临让医学失控了！事实如此吗？什么是医学的失控？我们需要对医学的本质和使命进行严肃的反思。

作为人类学家、医学院教师，作为一名聆听者，我在课堂中聆听，在调查中聆听，在阅读作业中聆听……

这些聆听陆续转化为医学生的调查笔记、成长危机叙事、

---

[1] 李飞：《直面医事危机——住院医师的人生"大考"》，中国协和医科大学出版社 2017 年版，第 44—45 页。

生命叙事……构建起生命教育的主体。2014—2018年4年时间里，我集中完成4部著作89.9万字的撰写、编辑；从教以来，我每年阅读300多万字的学生作业，至今累计阅读约3600万字。当中，我越发感受到高情感价值的内容填充起了医学的框架。

聆听带来的力量让我一路走向未来！

实　践

2016年春季，我旁听了协和医院宁晓红医生的舒缓医学课程。在课程快要结束时，我跟宁医生预约一个半小时的访谈。她告诉我，可以先到她的门诊去做观察。这让我有了宝贵的机会学习并见证安宁缓和医疗（即舒缓医学）带给病人和家属的帮助。同时，我参与了部分病人的随访工作。这些体验让我能够既跟医生学习，又跟病人学习。持续半年多的跟诊和观察，宁医生不知陪伴了我多少个一个半小时！

记得当时我思索过这个问题：为何停不下来？想了几天后有了答案：生命的故事，永远在延续。病人或是他们的亲人每隔一两周带来一些讯息，也从诊室里带走一些讯息。在这种沟通中，生命的气息交织着、传播着……有人关切，有人被关切。

想说的故事太多，在此试举一例。

那年9月的一个下午，一位胰腺癌晚期的男性患者，在他

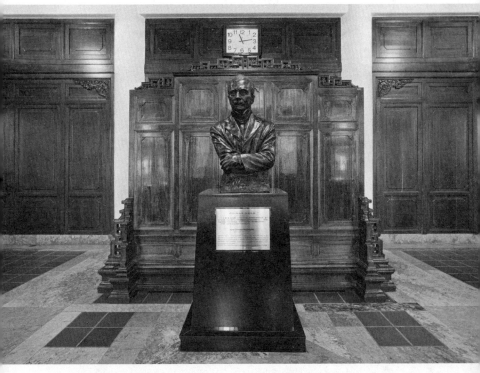

协和医院老楼内部一角

的妻子、儿子、妹妹的陪同下就诊。患者坐着轮椅进入诊室，宁医生与他握手打招呼。患者非常非常虚弱，在就诊期间，连眼睛都无力睁开，且情绪极其焦躁。我坐在宁医生右后方，恰好看得非常清楚。他的痛苦让我的心也揪了起来。

宁医生讲："我们现在最重要的就是控制疼痛，我们的目标是无痛。"她随之为病人制订了止痛的用药计划。病人与宁医生并不是第一次接触，在上一次门诊中宁医生准确预判了患者的血栓，之后得到了影像学检查的证实。

最后，病人在离开诊室前的一刻，突然站了起来，面向宁医生行了军礼，同时说了句"谢谢"。看到此情此景，现场所有人无不为之动容！宁医生立即起身帮着将患者扶回轮椅上坐好。

后来，我在诊室里又看到过病人的儿子、妹妹前来代诊。

同年 10 月中旬，这位病人的儿子再次出现在诊室。记得他坐下后，面色凝重地告诉宁医生："今天我不会占用您太多时间。我这次来，是因为父亲嘱托我一定要来向宁大夫道谢！他已经过世了……"

再后来，这位病人的儿子成了缓和医疗的志愿者，为推动这项事业付出了大量时间和精力。叙事医学授课团队邀请他讲述父亲"生命的最后一章"，并拍摄了教学微电影。

在学术意义上，临终关怀的创建者桑德斯（Dame Cicely Saunders）正是在记录并使用了 1000 多位患者的叙事之后，发展出临终照护的核心概念；在关爱与照护的意义上，这项事业是为人的善事，也是为己的大事。

传　承

　　美国内科医生丽塔·卡伦（Rita Charon）在一篇文章里对比了一份 1884 年的入院记录和一份 2000 年的医学生访谈。前者中医生讲述了当时的医学知识和干预能力的状况，措辞中传达并确认了情感的存在；后者中医学生讲述了医学训练去人格化的重要体验。[1]跨越百年的时间历程，如今死亡成了可怕的冒犯，医学生成为死亡的入侵者。两种书写和讲述的对照，揭示了我们医学教育和临床工作中潜隐性的基础和价值。

　　以史为鉴，开创未来。

　　2021 年是协和百年历史节点，给予我们重要的契机去学习、成长与省思。

　　2021 年深秋的叙事医学课上，我们师生一起参观了"百年协和病历展"，聆听北京协和医院内分泌科主任医师李乃适的讲解，现场感受"一纸传百年"的壮观与震撼。

　　通过病历，我们有幸走近张孝骞、林巧稚、刘士豪等医学巨擘，还有诸多当代的优秀医学实践者们，去感受他们从实习医师、住院医师、主治医师到主任医师的成长历程、治学风范。

---

[1] Charon R. "At the Membranes of Care: Stories in Narrative Medicine". *Academic Medicine*. 2012 Mar, 87(3): 342–347.

一份份病历上记录了医患双方的互动与生命轨迹的交集。从 20 世纪 20 年代林巧稚饱含着对人的关切的英文病历，到 1991 年会诊术后病人时，现任协和医院院长张抒扬开出的"每天两杯酸奶（不要太凉）"的人文处方……从令人肃然起敬的泛黄老病历、亲切的手写体病历，到今天更加通行的计算机病历，百年来书写的形式和载体经历着深刻的变迁，然而不变的是病历背后医学助人的本质与关怀。

　　从 1921 年到今天，中国几代临床医学实践者共同守护人民的健康，彰显协和精神的传承，亦是对医学初心的坚守。"我们奋力追求医学科学的精进，同时坚持着人文价值并呈现出二者的内在相通性。"[1]

李　飞

---

[1] 李飞：《穿越百年的想象和启示——叙事病历实践可行性探析》，《中国医学人文》2022 年第 2 期，第 13—16 页。

成长，从第一次独立值班开始

成为能够独立值班的医生，是在协和内科成为一名合格的住院医的第一步。不知不觉进入 10 月份，又到了进行独立值班考核的季节，新来的小伙伴们是否正在如火如荼的准备当中呢？是否已经通过了独立值班考核？通过独值考试的过程十分辛苦，但真正的考验大多在开始独立值班之后。

作为一个过来人，一名勉强合格的住院医，我来分享一下我刚刚开始独值的故事。本以为第一次独立值班会令我印象深刻，结果现在已经忘记了部分细节，但值班时紧张的心情持续了很久。

独立值班之前

我第一次值班是一名小跟值，遇上了感染性休克。凌晨在睡梦中被叫醒，被告知患者呼吸困难、寒战，在主班和总值班的指导下参与了抢救过程。患者生命体征稳定后转入了ICU，当时天已经快亮了，正好连上抽血班……在之后的一段时间里，我以为值班都是这样的节奏，能睡上一小会儿就算是平稳的夜班，如果能一觉睡到起来抽血，那一定是感动了夜班之神。

在跟值几次之后就要进行独立值班考核了。CPR（心肺复苏术）是独值考核的必考项目，掌握CPR之后值班就有了技术保障，心里也有底气。但仅仅会CPR是不够的，为了让主治和总值班更放心，必须掌握危重症的识别，以及咯血、呼吸困难、新发低氧、心悸胸痛、急腹症、消化道出血、少尿、高钾血症、意识障碍、休克及分型等常见问题的处理技术。我考试的时候除了CPR之外，主治出了一道病例题，囊括了高钾血症、急性肾损伤、重症患者的识别、病房秩序维持等考点。我在考试时有些紧张，磕磕绊绊回答通过了考核，过后却更加紧张了。

我刚通过考核的时候还是一名低年资住院医，没有实习同学，也没有跟值，前几次值班是真正地独自一人值班。如果出现危急的情况人手不够怎么办？如果几个病人同时出现问题应该怎么办？我不太确定应该怎么处理。现在看来这些问题的答案很简单——求助总值班。但当时我十分忐忑，这些问题反复构想了很多次，整个人总是处于紧绷的状态，就这样终于迎来了第二天的独值。前一天下决心要早睡留存体力，但由于下午的咖啡和激动的心情，最后在凌晨1点左右才入睡。

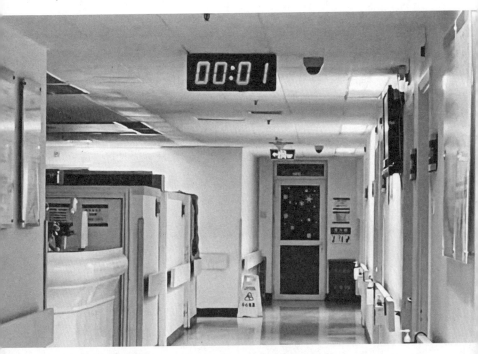

零点时分的医院

值班当天

独值那天早晨，为了缓解紧张感，我在看过自己的病人后准备了一份交班表，从早交班开始熟悉当天的病人。听护士交班把大部分病人的诊断和治疗情况快速过了一遍，再与头天的值班大夫交班，了解容易出现情况的病人。

上午像往常一样查房，调整医嘱，写病历，收新病人。

中午大部分人去吃饭和午休了，由于时间比较短，大都没有和我交班。饭后我给一个病人更换腹引流袋，给发热病人留血培养，处理餐后血糖升高等。早晨准备的交班表这时有些许作用，帮我快速复习了病人的情况，但由于病床周转比较快，这份表格的有效期仅维持到中午。

下午继续收新病人，写病历，看了看病房里危重病人的病程和化验结果。

下午5点半左右大家开始交班了，大部分病人的情况比较平稳。让我比较担心的是当天新收的一个淀粉样变心脏和肾脏受累的患者，入室时有心衰、肾病综合征、双下肢重度水肿，而且合并了可疑感染，基础血压80/50mmHg左右。这样的病人有猝死风险，我向总值班报备了这个病人。

交接班之后首先完成转病人、结出入量等常规工作，然后大部分时间在看一些病人的病历和检查结果，翻看住院医手册。其间有两个粒缺性发热病人留取血培养，评估后暂不用调整抗生素，给了对症退热药。很快就到了11点，过了一遍交班表，悄悄看了几个重点关注的病人。病人都入睡了，那个淀粉样变患者已经开始用药，我看到他睡眠时的血压 60/40mmHg，心率 80 左右。我当时比病人还紧张，把他叫醒，摆正体位，复测两次血压，结果显示回到基线，所幸他没有特别的不适感。

夜间没有遇上抢救，但我难以入睡。空荡荡的值班室，安静的病房，仿佛能听到几个监护仪嘀嘀嗒嗒的声音。病人 60/40mmHg 的血压在我心里挥之不去，反复看心源性休克的处理办法，在脑海中演练 CPR。大概凌晨 1 点有其他病人输注靶向药出现输液反应，寒战明显，心率增快，立刻换盐水输注，给了地塞米松和苯海拉明，1 个小时后症状缓解，继续用药。之后又给几个入睡困难的病人开了艾司唑仑（助眠药物），此后病人和我都安静入睡。

下夜班后，早晨抽血，看了看几个重病人，然后早交班，继续完成当天的工作，下午下班。

一些体会

大概在独立值班一年以后，我值班时不会再瑟瑟发抖了，整体比较从容。我在值班节奏和时间安排上较以前有进步，能更早地熟悉所有病人的情况，提前做一点准备工作，转病人的速度也更快，更有侧重。遗憾而幸运的是，我至今从未遇上需要 CPR 的病人。值班时更常见的情况包括高钾血症等电解质异常、心律失常、低氧血症、各种类型的休克等，这些在这一年里反复遇到，每次处理起来都会比上一次更熟练一点。总的来说，我的体会是：未雨绸缪，遇事不怂。

以下一些工作可以提前做：

1.认真参加独立值班培训课。总值班亲自讲课，非常实用，强烈推荐。

2.跟值期间就要主动承担相关工作，晚上不能不起来，不能只关注自己的病人。

3.在非值班日提前熟悉重病人、病房环境、抢救设备的位置。

4.重点关注当日新收病人和很晚才交班的病人。

5.遇事不要慌，先评估病人的生命体征。

6.抱紧总值班大腿，多翻翻住院医手册。

7.多从别人的值班经历里学习知识，吸取别人的教训。

决明子茶

第一次

临床医生的

作为临床医生，总会面临第一次独立管病人的时刻，而这些时刻总是充满欣喜、忐忑与焦虑。欣喜之处在于，我终于当上了一名临床医生，可以独立管病人，走上正轨了。忐忑之处在于担心病人家属看出自己是菜鸟，担心自己不能解答病人家属的问题，担心因自己的知识匮乏，耽误孩子们的病情。

刚入科时，我在呼吸科，第一次管的是个 5 岁的哮喘患儿，而她妈妈刚好是医生。之前跟着师姐听她问过病史，大多数情况下家长说病史的时候具体的药物都描述不清楚，而这个家长对患儿使用的药品种类、剂量、频次调整的情况，说得一清二楚。这么长的病史，这么多的治疗、药物，让我一头雾水。还好后面在师姐的指导下病人顺利出院了。我在病人面前紧张忐忑的模样，我一直记得。

后来我才知道，无论你内心多么忐忑，在病人面前你得稳住。大可以让他们按照你的节奏来慢慢地叙述病史，让你可以认真地记录下来。毕竟详细地询问病史，仔细地做体格检查还是必需的。

第一次管癫痫病人时，病人描述的病史特别长。那个时候一心记着不能打断病人，得耐心倾听病人陈述病情的我，一直不好意思打断对方，也没有那个智慧去引导对方按顺序有条理地叙述病史。每次问病史问上一两个小时，特别崩溃……后来我才知道，耐心地倾听病人很重要，但这并不意味着，你得顺着病人毫无头绪地听下去，而是要适时引导病人按顺序叙述病史。

第一次管白血病病人，化疗 3 天结束后第一次复查血，我很单纯地问上级大夫："孩子复查血结果正常是不是就可以出院？"上级老师冲我笑了笑，说："我也希望啊。"现在回想起来，当时的自己 too young, too simple。

白血病病人化疗结束以后才是治疗真正的开始。化疗结束的病人面临输红细胞，输血浆，输血小板，抗感染，抽腹水，还有治疗继发急腹症等种种问题。也正是在那一次，我才真正体会到上级所说的：你只有掌握了这个疾病，才能真正管好病人。

第一次管神经母细胞瘤全身转移的小女孩时，上级老师带着我向患儿家长交代病情。我听着听着眼泪在眼眶里打转，差点儿就掉下来了。上级老师见此情景，频频向我摇头。直到走进办公室，我眼泪才夺眶而出，说："我觉得家长已经清楚了，我们不要再交代病情了。我真心受不了了。"上级老师摸了摸我的头说："该交代的还是要交代到位，你不能在病人面前掉

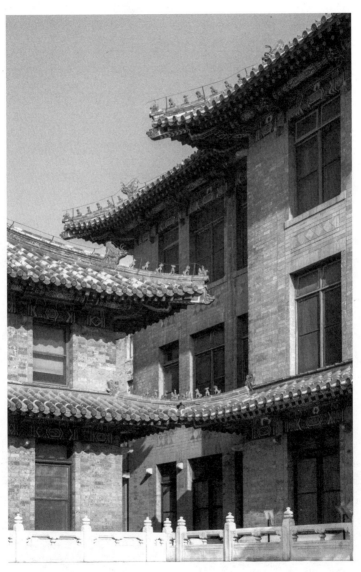

古色古香的协和

眼泪。"那一刻感受到，感情可以有，但是在工作时还是要保持理智，这样对病人、对自己都好。

第一次管病人的时候，我是研究生当住院医师，对我们的要求是每天至少看四次病人：上午交班前，中午下班前，下午上班前和晚上下班前。

我觉得这样很好，可以随时知道自己管的病人的情况，也能跟病人保持密切的联系。目前也是在努力地坚持这样做。只不过那个时候效率低下，看完病人回来，每天的病程写不完，而且觉得写病程这件事情索然无味，还思考为什么要写每天的病程，把这些时间用在向病人交代病情，或者用在病人的治疗上不好吗？现在才知道，只有好好地写病程，才能系统记录病人的病情，才能更好地管病人，毕竟好记性不如烂笔头。当然，在医患关系紧张的今天，保护好自己也是不容忽视的。

第一次做完腰穿，上级老师让我收拾，结果我把腰穿针扔到了锐器盒里。也正是在那一刻，我才知道腰穿针是可循环利用的（不是一次性腰穿包）。

第一次管心内膜弹力纤维增生症的患儿，需要用到地高辛。地高辛在儿童身上的用量其实是很少的，我们没有合适的分药器，只能让家长把药物溶在注射器里，再少量地给孩子喂。我千叮咛万嘱咐，让家长一定注意不能给孩子喂多了，家长也表示理解，把自己跟家长都感动到了。结果到了查房，上级老师把我一顿批评。我才深刻认识到，这个药物治疗的剂量和中毒的剂量靠得很近，用药要准确，不能有丝毫马虎，得格外警惕。这让我至今铭记。

第一次管肾母细胞瘤、肝硬化的病人，才知道有每天要测腹围、量血压这样细致的管理病人的要求。在管理病人的过程中，会遇到很多教科书上没提到的问题，涉及病人的护理、病人的饮食等等。

只有通过管理病人才能懂得的事情太多太多，比如，好多病人不知道蒙脱石散要空腹口服，益生菌是服用抗生素以后口服，利福平吃完以后尿液会变成红色。如果不把这些事情提前告知病人的话，病人的担忧、顾虑会很多。很多住院病人不理解为什么要做那些检查，如果你提前跟他交代好，提前做好解释工作，他们的顾虑会少很多。总之，你得提前向病人交代这些事情。

不知有多少次希望有一本书可以专门用来教新入门的医生如何管理好病人，但是搜寻了很久，都没有找到。只能在上级的指导下，一步一个脚印，不断学习，不断摸索。

临床上有太多太多独自面对病人的情况，这时候更多的是恐惧与忐忑。干这一行总是在提心吊胆与成就感之间徘徊，先是担心耽误病人的忧虑，紧接着是治病救人带来的喜悦和成就感。愿我们每一次经历都是一种成长，都离更好地将所学用于帮助病人更近一步。

在每一次接到新病人时，我们需要做的都是拿出自己的责任心，把眼前的工作做好，而不是怀疑这个的意义那个的意义。在任何时候都对病人负责永远是王道，而且只有当你放下自己固执的想法，不断更新自己的知识，只有当你把一种疾病学透，看到症状背后隐藏的机理，才能真正管好这个病人，才能当好一名临床医生。

AynurDocA

那些直面死亡的日子

冰化成了水，水又结成了冰

2004 年 1 月 8 日，我 7 岁，我的姥爷因为肺癌晚期离开。那是我第一次直面死亡。姥爷人生的最后一句话，是喊的我的名字。那天，家人都骗我，说姥爷睡着了。但其实我什么都懂。我跪在地上大哭，哭到喘不上气，哭到剧烈呕吐。

我不敢相信，又不得不接受。我来晚了，没能见上姥爷最后一面，遗憾终生。

在火葬场，我们跪在姥爷的骨灰旁，妈妈俯下身来对我说："这，也是你的姥爷。就像冰化成了水，水又结成了冰。"

那一夜，我通宵未眠。成长，总在一瞬间。我开始对死亡有了自己的思考与体悟。

阅读生命的碎片

2015 年，大三，学习系统解剖学的那个学期，只要没课，我就去人体形态馆看标本。

形态馆的一个角落里放了一个箱子，里面装有塑化的骨骼标本，可供学生自行取出学习。我经常一个人去那边，坐在地上，把书往膝盖上一放，比照书上的描述，用手触摸那一块块骨骼上的隆起凹陷，用心记住它们的名字。一看就是一整个下午，有一次差点因为没听见闭馆通知被关在里面。

总有对医学好奇的人问我很多关于解剖的事情，也问我会不会害怕。我好像从小就不惧怕逝去的生命，反倒是对于人类学和考古学很感兴趣。

有些人觉得，为了减少对遗体的恐惧，最好不要把他们想成是曾经活着的人。但我的想法正好相反，我喜欢把他们当成是一个个鲜活的个体。

他们是无言的老师，把一切都交给我们去探索。没有任何两个人是相同的，每个人身上都有着这样或那样的变异，每个人都是独一无二的。除去基因导致的不同，岁月的痕，生活的苦，疾病的痛，也可能会影响皮肉甚至骨骼。

学习了医学之后，我才深刻地明白了，环境与人是怎样相互影响，相互塑造的。阅读一个人的身体，就是在捡拾生命的碎片，去努力拼凑出一个尘封已久的故事。

我的无言良师

2016 年，大四，我永远忘不掉学习局部解剖时遇到的大体老师。他是我一辈子的恩师。在上学期间，我遇到的老师大都讲得特别好，每一堂课我都认真听讲，最后成绩也挺不错。

但说实话，这么多年过去，大部分课程讲了什么我还是遗忘了，唯有这位无言的老师，常常让我想起。当年他给我留下了太多的问题，却并没有给出答案，所以我要用一生的时间去作答。每当我学习到新的知识，我都会想起这张"考卷"，去思考可能的答案。

在做胸部的解剖时，我发现他的胸腔里填满了血性的凝块。我花了很长时间，用手一捧一捧地将这些血块捧出，最后血块装了满满一盆。真是奇怪，我想，明明没有看到胸部脏器的任何损伤，也没有外伤，为什么会有这么多血呢？当时我百思不得其解。

一年后，我在胸腔积液的学习过程中似乎找到了答案。解剖腹腔时，当腹膜完整地暴露在我的眼前，我看到的是腹膜上密密麻麻的小点，淡黄色，有几百上千个。"这是发霉了吗？"同组的同学惊讶地问。我也不知道答案，但我从没有放弃思索。

之后有一天，学习到腹膜转移癌时，我猛然又从记忆中翻出这张"考卷"，凭借着印象比对搜寻。这位大体老师得的是典型的恶病质，全身皮肤的分离都异常困难，似乎总有无数褐色粘连需要分解，这会不会是 DIC[1] 的皮下出血呢？一切好像都能说得通了。

就这样，我一次次重新步入这位老师的课堂，聆听他无言的教诲。

用氧气枕量化的生命时间

2017 年 9 月，我在感染科以见习医生的身份迎来了我的第一个病人。那是一个重症肝炎、肝硬化的女病人，50 多岁。我到现在都还能清楚记得她的名字和床号。

她入院的第一天，我去问病史，她能够正常交流，也很配合医生。但是下午去查房，我一进病房就看见她疯狂地打陪床的女儿和儿媳。我脑子一片空白，完全不知道发生了什么，只是凭本能赶忙冲过去抓住她的手。

好在她一看到我，手立刻软了下来，乖乖地躺好。

为什么要打人呢？她的两个女儿和儿媳都是很好的人，对她也照顾得非常好，尤其是她的儿媳，和我年纪也差不多，特别愿意找我聊天。

后来我才知道那是肝性脑病的表现，病人的性格发生明显的改变。疾病进展得真是太快了，接下来不久，她就经历了教

---

[1] DIC (disseminated intravascular coagulation)，即弥散性血管内凝血，是一种涉及全身性血液凝固和随后出血的严重医疗状况。

科书一般的疾病演变过程，从嗜睡一直进展到昏迷。尽管她的家属十分配合，我们也已经尽了全力去治疗，但住院一周多，她的疾病还是走到了多脏器功能衰竭，而且有了非常严重的肺部真菌感染。

谈了几次话，家属最终决定放弃治疗。回去的时候没有救护车，家属约来一辆面包车，车内没有氧气，只能自备。

我一辈子都忘不掉那一天。我和她大女儿一起计算回家要多长时间，我们要准备多少个氧气枕。家属去旁边的药店买来空氧气枕，我接过来，给她把氧气充满。当我把她剩下的生命就这样量化成一个个氧气枕，摆在眼前，我真的觉得，我充的不是氧气，而是她的生命。

我究竟是在延长她的生命，还是在亲手结束她的生命呢？

我不敢往下想，只是盯着氧气枕，看着它一点点鼓起来。

从氧气枕接上她的氧气管的那一刻，她的生命就进入了倒计时。氧气枕悄无声息地瘪下去，如同生命的流逝。

多么残忍哪，我想，头一次和疾病交锋就成了手下败将。我仰了仰头，把眼眶里的泪憋回去。眼泪流进嘴巴，是咸咸苦苦的味道。

如果，没有如果

2018 年 8 月 29 日的晚上，睡前我躺在床上刷手机，随手点进了"协和八"最新的推送：《你的 22 床，没了》。

我越看越觉得这个病例十分熟悉，看到最后才猛然发现，这是我在消化科的师姐写的文章。文中所写的那一晚，我正好在消化科的办公室收集病例。当时我并没有在轮科，但因为电脑里一直弹出低钾危急值的对话框，所以我对这个病人有了一些印象。

　　那时我一边做着自己手头的事，一边听到值班医生和总住院在讨论怎样补钾。当时的我刚刚当上实习生，临床经验并不丰富。我只觉得把钾补上去就没事了，并没有意识到低钾的后果有那么严重，没想到那竟是无声的警报，没想到第二天早上会是这样的结局。

　　想到这里，我冒出一身冷汗，愧疚之情从心头涌起。虽然那不是我的病人，可当晚我也是见证者。既然我在那里，其实也就应该有我一份责任，而不是觉得和自己没有一点关系，甚至觉得这个对话框反反复复跳出来打断我工作很烦。

　　虽然当时的我还不具备独立参与医疗决策的能力和资格，但如果我时刻保持警惕之心，时刻谨记医生的责任，会不会比值班医生早一两分钟发现这个情况呢？那个因为自责而失眠的夜晚，我在朋友圈写下了这样一段话："医学是学不完的，没有人可以等到把所有理论知识都掌握了才去实践。在和疾病斗争的战场上，哪怕第一次摸枪也要有随时射击的准备。一边瞄准，就要一边把手指放在扳机上。"

　　希望以后的自己不要再放过一点一滴的机会，希望自己不要变得越来越冷漠，而是要努力成为一个有爱有温度有责任感的人。

生命如黄叶凋落，枯木漂泊

学医的过程中，我经历了两次同龄人的死亡，一位是远方的朋友，一位是曾经的同学。

我突然明白，死亡也可以是 QQ 头像永远不会再亮起，聊天记录永远停留在那一句，是微信里半年可见的朋友圈中信息一条条减少直到变为一条横线，是全民 K 歌里明明那么有活力的声音却显得如此遥不可及。

死亡的阴影和成长的迷茫交织在一起，一度令我抑郁。我真的很热爱医学，享受帮助病人解除痛苦的快乐，可是，初入社会的我也在经历着生活的狗血和社会的毒打。

那段时间，关于行业和家乡的负面新闻尤其多，每天我都活得战战兢兢。

我有多久没开心过了呢？

站在人生的十字路口，我要去向何方呢？

我要坚持我的选择吗？

我以后会后悔吗？

我突然失去了方向，浑浑噩噩地过着日子。得知那位同学病逝的那天，我去江边走了很久。前一天下了大暴雨，虽然雨停了，但乌云依旧密布，江水依旧浑浊。我只顾低头走路，默默流泪。突然，一片黄叶擦着我落下。我一抬头，是一棵枯死的树。这是 6 月份啊。

我突然想起他人生的最后一条朋友圈:"人就像一片树叶,活着或黄或绿,死了不过凋落而已,就这么简单,就这么自然。"

这树叶会是他吗?我望向江中,随着泥土被冲刷下来的枯枝,在江水中浮浮沉沉,随波逐流。这枯木会是我吗?

"胸中悲痛如云聚,眼内悔恨似江流。岸边黄叶因风落,江上枯木随波游。谁道善恶应有报,何时苦乐皆有由?愿君此去无风雨,青山万里送行舟。"

站在那儿,我写下了这样一首悼亡诗。

死亡的体悟,生命的痕迹

迷茫不是坏事,谁的青春不迷茫呢?迷茫能让你停下来重新审视自己,将内心僵硬的土地掘开三尺。当你把所有的土壤翻过一遍,播种的时间就到了。

于我而言,掘地的过程就是阅读。我在微信读书里给自己列了一个书单,里面有 100 多本书,书里是各种各样关于死亡的故事或纪实。

那段时间里,第一本点亮我生命的书就是《当呼吸化为空气》。

看着神外医生保罗的一生,求学,从医,抗癌,离开,我边读边哭,写下几百条笔记。在这个过程中,我对自己求学从

医的过程也做了一次完整的梳理。我终于明白，自己热爱的是
什么，想要追求的又是什么。

我就是想做一名好医生而已，别的不重要。

那么，就这样，决定了，不后悔。

曾经看到过这样一段话："医生是一种每天都徘徊在病人
生死之间的职业。医生必须在个人的感情外套上一层防护罩。
像是伤口长出的痂一样，看得越多，痂结得越厚。这是医学训
练过程的目的之一。"

所以，我想趁现在这层痂还没变硬时，记录下这些感受，
留待以后翻看。

这是死亡带来的体悟，也是生命留下的痕迹。

月照山河

你的 22 床，没了

"你的 22 床，没了。"

早上 6 点接到值班大夫的电话。

我从床上坐起，揉了揉自己的脸，瞬间找回了思考能力：难道是低钾？昨晚值班大夫最后到底给她补了钾没有？补了多少？

一位老年女性，结肠癌术后两个月，未化疗未评估，恶心呕吐查因进来的。进来后血小板下降，凝血功能异常和心衰。给她做了 ISTH 评分[1]，怀疑肿瘤相关 DIC，请了多次血液科、输血科、心内科会诊，该补的补，该输的输，该利的利，复查腹部 CT 发现，大概是手术部位肿瘤复发了。

陪床的家属是三个很讲道理又孝顺的子女，对患者的要求

---

[1] ISTH 评分（international society on thrombosis and haemostasis 评分），是一套用于评估成人患者是否有肝素诱导血小板减少症（HIT）风险的临床评分系统。

颇有些纵容，照顾得很周到。虽然从一开始就被隐瞒了癌症的病情，但患者大概心里清楚自己的状况，经常向我请求放弃治疗。家属当然不同意，不过某种程度上也做了妥协，在患者的强烈要求下，签字撤掉了心电监护。

我面无表情地洗完了脸，花不到 10 分钟时间从家骑车赶到医院。坐在值班大夫旁边写着出院记录，边写边想："昨天复查了两次的 NT-proBNP[1] 突然从上次的 10000+ 降到只有 1000+ 是回光返照吗？昨天突发烦躁不安，生命体征平稳，双下肢没有血栓，D-dimer[2] 也不是很高，是在给我什么提示吗？"

"等会儿你去医务处写个死亡诊断证明。"

"嗯。她昨晚静脉补钾了吗？"

"补了。怕口服补不上来，我就静脉给了。她家属还来问，是不是你让补的，不是你说的她就不补。我还把我们的聊天记录给她看了。"

突然想起入职这半个多月，为了熟悉新系统和新环境，总是加班到很晚。很多时候因为在病房里，就顺便去看看病人。所以很多事情，也都是自己处理，日常叮嘱。就像这个患者，虽然她多次表达不想继续治疗的意愿，但每次我劝她做她本来

---

[1] NT-proBNP，即 N– 末端 B 型利钠肽前体，是一种在心脏扩张或负荷增加时由心脏释放到血液中的标志物。

[2] D-dimer，即 D– 二聚体，是一种在血液凝固和随后的纤维蛋白溶解过程中产生的特定蛋白片段，为血栓性疾病检查的重要指标。

不想做的治疗时，她都会乖乖答应。

"杜医生，我 70 岁了，治不好了，我想放弃治疗了。谢谢你，不必再费心了。我想回去。"

"杜医生，我感觉很热，你能不能给我点让我安静睡觉的药？"

"杜医生，我吃了钾，明天要是再热你就给我点镇静的药好不好？"

对于这些要求我都尽量满足。

可惜，没有等到今天的太阳升起来。

一个月前我还在医学院，有着老师的光环撑腰。那会儿啊，上头总有人扛着，老师会告诉我应该怎么办。我当实习大夫的时候，送走第一个病人是在免疫科，病人死亡原因是肺炎。S 师姐是我当时的老大，她很厉害，做决断很迅速很果决，我只要看到她就仿佛有了底气。等到我自己做住院医师，才知道这种底气多么不容易，不管你觉得自己多么小心翼翼。

值班大夫的转述突然触动了我。我因而产生了一种遗憾的伤感，害怕自己辜负了这份信任。回想这个患者从入院到死亡，大半个月，我用了心，但不知道我有没有做得不对、没有及时注意到的地方。我很想再问问我的老师，也很想问问自己，如果能被他们继续盯着，我是不是会做得更好？我是不是知识储备还不够？也许他们能够更早地看到更远的地方，给出更好的诊疗方案。

病房的上级大夫告诉我，这个患者的死亡是难免的。

我知道的。

我当然知道。我甚至知道，也许这种"被信任感"都是我的自作多情。只是因为我是病人最直接接触的一线大夫，不管她多么不愿治疗，在面临死亡威胁的时候抓住一根救命稻草是一种潜意识的本能反应。

我只是恰好当了这根稻草。

可我依然如此不安。

遗憾和不安在我终于能够坐下来好好回顾这一整天的这个晚上，突然放大。以后我会有源源不断的遗憾吗？将永远如临深渊，如履薄冰吗？

333333

女儿学医以后，我成了『假病人』

标准化病人（standardized patients）简称 SP，又称模拟病人。指经过标准化、系统化培训后，能准确表现病人的实际临床问题的正常人或病人。面对 SP 是医学生成为预备役医生前必经的一关。小编第一次见 SP 老师，是一场猝不及防的遭遇战。"临床早接触"课的护士老师突然决定安排一场病房考试，考察我们的学习成果，于是年幼的小编尴尬地站在床边看着 SP——一位穿病号服的阿姨中气十足地呻吟了足足两分钟。后来，SP 老师成为小编和同学们生活中重要的一部分。可是对这些陪伴我们踏上医学之路第一步的人，我们到底有多少了解呢？下面这位协和 SP 老师，给我们讲讲她的故事。

——"协和八"编者

冬日的阳光洒在书桌上，我沐浴其中。正在细品其中的温暖，没想到接到了一个更有温度的邀请。"协和八"公众号邀请我写稿，与大家分享我在北京协和医院担任标准化病人的故事，聊一聊我为什么要做 SP，是怎样成为 SP 的，以及 SP 背后的趣事。听 SP 前辈们说，每一位 SP 都有一份医学情怀，我也不例外。我的医学情怀来源于我的女儿，故事要从五年前讲起……

医学生妈妈们的抱团取暖

女儿作为一个物理竞赛打酱油者，在高中时却笃定要学医。她的高中导师是一位英语老师，听说后的第一反应是惊讶，第二反应是反对，强烈地反对。她以协和家属的切身感受用事实相劝，在课下与女儿谈心未果，在课上讲到与医学相关的点时，也常忍不住追问女儿："你还要坚持学医吗？"有同学悄悄地来一句："老师，您别劝了，她学医正好我们少了一个清北其他专业的竞争者。"等女儿的大学 offer 来了，她的导师紧紧拥抱她："去做白衣天使吧。"

女儿的选择让我有了一个新的身份——医学生家长，有自豪，有纠结，有不安。有幸遇到学神妈妈在前面指引，我走进了"协和和谐"（协和八年制临床医学生家长的交流群）的大家庭。大家相互鼓励，相互陪伴，一起陪孩子们走上了八年的漫漫学医路。

当看到协和标准化病人志愿者招募的消息，连 SP 是什么都不知道的我们就团报了，因为这个工作和医学相关，和协和有关就足够了。我们只有一个想法：能有机会走进协和，有机会走近女儿；和女儿的聊天除了生活起居，还有其他共同的话题。妈妈们借 SP 培训、问诊活动也可以小聚，一举两得，实现双赢。因此我也开启了 SP 老师的业余职业生涯。

SP 面试的内卷

本以为只是一个 SP 志愿者招募活动而已，可能会比较随意，没想到面试相当有规模，在 5 个教室分时段进行。和女儿当年的自主招生很像，会有三个考官同时面对一个 SP，询问面试者的职业、年龄、文化程度、招募信息的获取途径、对 SP 的理解、做 SP 的动机、如何看待医患关系等。我当了多年的老师，在面试里当一回考生，还挺紧张的。

从面试现场出来以后，几个妈妈兴奋地交流。一位学神的妈妈说："我理解的 SP 就是活的大体老师。"（大体老师是医学生对遗体捐赠者的尊称。）一语中的，我用仰慕的眼神看着她，终于知道学神是怎么炼成的。

有一些一起等候面试的考生，在后续的培训中再没有看到，想必面试的淘汰率不低。没想到协和 SP 面试也这么卷。

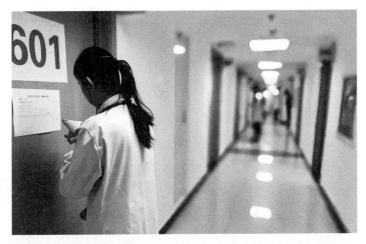

推门见 SP 老师之前总是很紧张

培训三道关

过了面试这一关，接着是递进式的系列培训，分为理论培训、工作坊培训、实战培训。

第一关理论培训真是大咖云集：听潘慧老师讲 SP 在国内外的发展历史及现状，听黄晓明老师讲 OSCE[1] 发展历史及测评指标体系，听严雪敏老师讲问诊的流程及 SP 点评技巧。印象深刻的有潘老师讲话的感召力，黄老师的问诊评价体系的科

---

[1] OSCE(objective structured clinical examination)，客观结构化临床技能考试，是通过模拟临床场景测试医学生技能的一种考核方法。

学严谨，严老师的"三明治"点评。SP 老师对学生问诊后的点评里强调的是：有温度，找优点，找改进点，最后再多鼓励一点。

第二关工作坊培训是将 SP 老师分成若干个小组，每组有两个老师带教，用问诊病历做剧本，包括老师示范问诊、SP 示范演练、SP 轮流练习、SP 问诊考练等环节。以前听说医生这个职业需要终身学习，医生都离不开考试，一个 SP 培训我就领教了其中的滋味。

记得我的一个带教老师姓沙，却是个"温柔杀"。她在一次练习后让我自评问诊，我说了几点后，沙老师说："还有呢？没有了？说喝酒就是喝酒，一个说喝白酒，一个说喝红酒，到底喝的啥？剧本怎么写就怎么说，不能随意发挥。"其实剧本只是说饮酒，没有明确写喝什么，我随性加演了。这个教训让我在后来的各种问诊活动中很受益。每次我都认真研读剧本，提前半小时到，有不明白的地方问其他 SP 老师，或请教值班的临床老师，反复熟悉主诉病情，保证问诊提供的信息准确和一致。

第三关实战练习是一老带一新：有经验的 SP 老师带新老师一同参加学生的问诊练习，让新人面对面地向前辈学习问诊表演和点评。

通过一系列的理论培训和实操练习，达到规定的学时，经考核通过方能获得北京协和医学院和北京市颁发的培训合格证书。从此，人生又多了两个上岗证。

问诊中的小自豪

北京协和医院主办了 2018 年标准化病人应用与管理研讨会。会议安排了一场观摩教学活动，参会的有很多外地医院的同行们。活动邀请了一位资深的 SP 前辈表演一个突发的腹痛患者，因为在诊室门口等候很久，进诊室时情绪很激动。这次问诊考核的是小医生的沟通能力和人文关怀。我有幸见到同学们眼中的"范爷"（在诊断课有多年深厚带教经验的范洪伟老师）用磁性的声音做现场点评，并介绍协和的问诊教学管理和运行体系、SP 队伍的梯队建设。在场的同行对协和的问诊教学水平、对 SP 的素养赞叹不已，纷纷拿起手机拍照、录音。范爷的帅气和讲课的魅力，哪个更多一点呢？你们懂的。我身为医学生的妈妈，又担任协和的 SP，真心感到自豪，只是有点遗憾，没好意思和小医生们争抢和范爷合影的机会。

问诊中的小紧张

其实我和问诊中的学生一样紧张，只是紧张的节奏不一样。

我的紧张来自于对剧本的熟悉程度。对于每一个新剧本，我面对第一个学生时都会很紧张，因为我要准确地表演剧情，该说的地方说，不该说的地方坚决不说。比如表演腹痛一个月来就诊，一个月前什么情况，不问坚决不说。被两三个学生问诊之后，我对剧本熟悉了，学生常出现的问题点也暴露出来了，我慢慢开始心里有数，能自如地回答学生提出的问题。这时，我就开始看学生的紧张了。

比如，某次问诊中，一个帅气的男医学生进来做自我介绍。我发现他没戴胸卡，就问："你是哪家的大夫？"小帅哥貌似淡定，但嘴上问的啥已经不知道了。他问诊的思路乱了，等5分钟后回过神来了，才开始补救遗漏的信息。等点评的时候，这个学生说在教室门口穿白大褂的时候，发现胸牌的夹子掉了，只好把胸牌放兜里了。我说："今天第一句话让你紧张，难为你了。但这个紧张会记忆很久，如果记住细节决定成败，你今天的紧张就值了。漏一个夹子可以给你解释的机会，但有些事情是没有机会补救的，是不可逆的。"

还有一次问诊中，一个温柔的女医学生走进教室。因为紧张，她拿着一张带字的记录纸。我仔细一看，纸上面写的是姓名、职业、主诉、一般情况等内容。我一句话没说，默默地将带字的纸反扣在桌子的一角。她停了几秒钟开始问诊，在空白纸上记录问诊的信息，在规定的时间完成了问诊。点评的时候，我一开始就大力赞扬这个学生战胜了自我。人生要面对无数次的第一次，相信自己，你是最优秀的。

问诊中的小尴尬

每次问诊前我们SP都要反复研读剧本，最怕被问到不知道该怎么回答的问题。临床老师的剧本已经写得很全面了，但是学生的智慧是无穷的，他们总是能问出我们意想不到的问题。

比如胸痛等疼痛症状，我们有经验了，知道一定要明确形容是哪种痛法，包括压榨式痛、绞着劲儿痛、针刺痛等，还要知道自己的疼痛程度能打几分，一般能忍受的是 3—4 分。

比如胸闷、咳嗽伴喘憋的主诉，是吸气困难，还是呼气困难？因为没有体验过，其实我也分不清，反正就是喘不上来气，但对学生的回答要严谨。这些问题是能预料到的，要做到有问必答。

比如腹泻主诉，大便是什么颜色？便血的话血是什么颜色？血有多少？是大便里面有血丝，还是大便上有血，还是大便和血均匀混合？一天拉几次？每次量是多少？如果是稀水状，不好说固体的量，那用矿泉水瓶里的水类比是多少呢？同学们对大便一问到底，直到 SP 无语凝噎。

比如一个血液科头晕、乏力的主诉，学生会问无数问题：是否有皮疹？皮肤瘙痒吗？皮肤发黄？皮肤发白？皮肤出血？嘴唇发白？嘴唇发紫？指甲发白？眼皮浮肿？耳鸣吗？是否胸痛？是否胸闷？是否发热？是否咳嗽？是否咳痰？是否喘息？是否腹痛？是否腹胀？是否腹泻？是否恶心？是否呕吐？是否呕血？是否咳血？关节是否疼痛？下肢是否浮肿？尿色是否变深？尿里是否带血？尿里是否有泡沫？尿有异味吗？是否尿频？是否尿急？尿量有变化吗？是否怕冷？是否打寒战？血液病不愧是系统病，问诊的覆盖面相当广泛，从教室出来我感觉自己从外到里，从上到下，没有一处应该舒服的地方。

问诊中的小得意

问诊教学分为两个环节：问诊练习和点评。点评是什么？就是挑错。这是做老师的强项。在开始问诊的时候，在这个环节我很得意，会根据临床老师提供的问诊标准，逐条指出学生问诊中的问题，从自我介绍到询问信息，从主诉病情到伴随症状的遗漏，小结不完整、不精练以及对病人吸烟、喝酒不劝诫，缺少人文关怀等。点评成了我的一言堂。

参与问诊教学的实践多了，我开始反思自己：点评是基于学生的问诊表现做出的，学生的真实想法才是出现问题的根源。于是在每次点评的最后，我都会问学生对今天的问诊和点评有什么要问我的。某一次模拟问诊，我表演一个主诉头晕、乏力的病人，几乎所有的学生都问诊时间不够。有一个俊朗的学生 10 分钟就问诊结束了，很自信的样子。我说："主诉病情的四个伴随症状，你就问了一个。今天要是考核，你恐怕就很难为考官了。你说说你的想法吧。"他立马变得很委屈，说："老师，你说你觉得自己脸色发黄，说了两遍。"他一边说一边在纸上圈出"脸黄"二字，又说："皮肤黄是典型的溶血性贫血的症状，其他一些症状就不需要问了。"我说："我不懂医学，但你没有围绕这个症状详细展开询问。"结束后，我担心我点评的话有点重，学生会因此有压力，就去向值班的临床老师汇报。恰巧当天的值班老师就是这个学生的诊断课带教老师，他笑着说："学生出来就向我吐槽了，说自己掉坑里了。"

问诊后的小八卦

问诊之后，最期待的就是妈妈们的聚会。由于疫情、工作的原因，妈妈们能聚会的时候不多，所以我们很珍惜这样的机会，会畅所欲言："我组学生里有大咖。""我组有学神。""我组有留学生。""我这个学生有气场，问诊的节奏掌控自如。""我这个学生沟通有亲和力，让我感到温暖。""我这个学生问诊思路严谨，伴随症状、阴性症状抓得准，是学内科的料。""我这个学生应该是科研型的，一个细节一追到底。""我这个学生问诊思路是框架型的，语言精练，干净利落，是干外科的好苗子。"

个性秀之后就是关于共性问题的研讨。女神妈妈总结学生们的主诉询问常常由两个开放性问题加一系列封闭性问题组成，她提炼了学生的1—7—4—3问诊流程：1分钟自我介绍和询问患者信息；7分钟询问主诉和小结；4分钟询问一般情况；3分钟机动。大咖妈妈设计了问诊过程中的SP对于学生的评价量表。这些成果在问诊练习课中对病例表演和对学生点评都很有帮助。

在一次问诊考核中场休息的时候，我请教考官医生："从学生现在的问诊表现是不是能看出他们将来是干外科还是干内科的？"考官医生坚定地摇摇头，说："这才是万里长征的第一步，对于临床，学生们现在接触的只是皮毛，到专科、亚专科，还有很长的路要走。他们适合什么，擅长什么，都需要临床实践的历练。"

哈哈！看来我们之前的八卦纯属自娱自乐。

感恩 SP 教学活动

SP 老师的工作体验让我心怀感恩，它让我有机会一次又一次地走近谦逊博学的大医生们，走近视学生如自己孩子的带教老师们，走近北京协和医学院有梦想、有情怀、有朝气的年轻人。每次参加 SP 活动都是一次心灵的洗礼。

听女儿学长的妈妈说，孩子选择学医，最难过的是大四，因为曾经和孩子并肩战斗的同学们，开始纷纷走向他们的留学之旅。我也领教了孩子高中家长群里的 offer 秀：哈佛、麻省理工、斯坦福、卡内基梅隆、芝加哥、耶鲁、普林斯顿、哥大、纽大、玛丽女王……班群里的红包雨一波接着一波。想到名校一度距离自己孩子如此之近，连之前坚定支持女儿学医的老爸都不淡定了，开始反思自己对孩子学医的全力支持是不是正确的决定。我们俩忍不住给女儿打电话，女儿说："其实我第一时间就看到了他们的 offer，但在当初我选择协和的时候，就已经想到了此刻。"孩子淡定的姿态，平静的言语，令我们震惊：孩子远比我们强大，她知道自己想要什么。

写到这里，恰巧孩子高中班群跳出一张照片，几个面孔熟悉的孩子相聚在哈佛大学。我想，曾经和他们实力相当的孩子，不是我家一个，而是协和的一群；协和的你们，是有能力出现在这个画面里的，但你们的纯粹、你们的坚毅、你们的信仰让你们选择了一条无私奉献、救死扶伤的道路。感谢孩子们给予我的力量，让我淡然面对照片里美国的蓝天白云。谢谢你们，我会尽母亲之情陪你们前行，尽 SP 老师之力成为你们的成长助力，见证医学小白的蜕变，见证青年医生的成长，见证大医生的炼成。

一个协和医学生的母亲

赠人玫瑰，手有余香

熟悉的陌生人

可能大部分医生都不会忘记第一次独立值班的情景，我第一次值夜班是在 2015 年，当时我还是一名肝胆外科研究生。值班前的焦虑促使我又复习了一遍值班常见问题的处理，甚至还制作了处理预案，涵盖了发热、术后疼痛、术后出血等情况，自以为万无一失。正如病人从不按"重点"得病，值班也从不按"预案"出牌。

难住我的第一个难题是腹腔镜胆囊切除术后的病人腹胀，全腹鼓音，没有排便，病人翻来覆去无法入眠。当时二线正在手术台上，而且这么"简单"的问题请示二线也特别不好意思，于是就给楼下的普外科打电话求助。普外科的值班大夫听声音是一位地道的陕北汉子，但解答起问题来却有江南人的细致。他详细地询问病人情况，指导我去听肠鸣音，告诉我胃肠动力减弱是腹腔全麻术后常见的并发症，可以采取让病人下床活动、灌肠、给胃肠动力药物等办法解决。事实证明，后来问题的解决多亏了这位普外科和我对班的老师的指导。

后来几个夜班，还咨询了他几个棘手而简单的问题，积累了最初级的值班经验。然而，每次都是在电话里咨询问题，直到出科也没见过这位老师，甚至连名字也没有问过。也许我们曾经遇见过，可能在某些领域合作过，但现在都无从知晓。这个陌生人，却是当初的菜鸟最熟悉的人之一。

热血融化冰雪路

多年以后，我这当初的菜鸟成为急诊抢救室的主班，在无数人的帮助下救治了数以千计的病人。我印象最深刻的是某个血雨腥风的寒冷夜晚。

深夜的急诊室门前蓝灯闪烁，外院转来一位消化道出血的年轻病人。他既往有肝硬化病史，来时呕血合并便血，出血异常汹涌，一眼望去，地上的血迹延伸到急诊门口。病人已经意识模糊，四肢厥冷，血压一度测不出，属失血性休克无疑。我已经抢救过不少病人，大场面也见过，但是面对失血性休克还是觉得压力巨大，一方面是时效性很强，情况可能瞬息万变，另一方面是如果救治及时有效，病人生还的可能性很大。所以在急诊科有一条不成文的规矩：失血性休克不应该死人。病人入室20分钟，我们团队完成了气管插管，开放两条外周静脉，放置两条深静脉导管，启动紧急输血流程，把液体及红细胞快速输入病人体内，血压终于可以测出来了。检验结果回报，病人合并严重 DIC，遂紧急输注血浆、凝血酶原复合物，并补充钙剂。然而，虽然病人的生命体征在药物作用下恢复稳定，但仍有大量血液自口中涌出，便血也从未停止。暗红色的血液湿透床单滴落在地板上，戴着口罩也能闻到血腥味。

另一边，病人入室后我们马上联系了消化内镜大夫，他闻讯立即从家赶来。北京的冬夜可以用凛冽来形容，尤其是下雪后。白色的月光铺满大地，积雪伴着积冰沿着道路延伸，时不时反射出刺眼的白光。脚下是咯吱咯吱的碎冰爆裂声，耳旁是呼呼响的寒风，身上的每个毛孔都告诉你这是寒潮来袭的北京。

在我们苦苦支撑维持病人的生命体征之时，消化内镜大夫赶到，马上行急诊内镜检查。内镜下见到病人重度食管胃底静脉曲张，那里有两处血柱像喷泉一样涌出。鲜血迅速遮蔽了内镜视野，可行内镜下操作的时间极短。幸亏内镜大夫经验丰富，硬化剂注射、套扎一气呵成，绝不拖泥带水，终于使出血停止。脱下隔离衣，才看到他被汗水浸湿的衬衫，可见他是冒着严寒一路飞奔而来。此后病人生命体征逐渐稳定，呕血停止，便血减少，血管活性药减量，第二天就脱机拔管，真的是妙手回春。病人出院时可能也不知道，拯救他生命的不仅仅是我们急诊抢救团队，还有一位在深夜顶风冒雪而来的内镜大夫。

感恩举手之劳

急诊医生是医生中的特种兵，既可以处理小病微恙，又能玩转急危重症，但对于很多专科往往知识储备不足。

近期让我印象深刻的是一位心衰合并肾衰的中年患者，其就诊时反复发生室速、室早伴血压下降、血乳酸升高。进一步检查我们发现心肌肌钙蛋白也明显升高，并有肾功能不全，我们考虑病人可能是急性冠脉综合征、心源性休克、心律失常、肾功能不全。在纠正电解质紊乱及使用去甲肾上腺素维持血压后，患者情况暂时稳定，逐渐停用了升压药，但仍有喘息，超声心动图提示患者存在节段性室壁运动异常，左室射血分数仅有可怜的20%。与糟糕的心功能相伴的是与日俱增的肌酐，还有极量呋塞米持续泵入都难以改善的尿量不足。心功能不改善，肾功能也难以逆转恶化的趋势，死亡随时可能会降临，我作为管床医生十分焦虑。更加令人焦虑的是常用的强心药一般都有用药禁忌。经过讨论我们决定使用一种针对心功能衰竭的新药，但急诊医生用药经验非常有限。病人刚刚脱离休克状态，目前的治疗手段勉强维持着心功能、肾功能与循环之间脆弱的平衡，使用新药在可能使病人获益的同时，也有造成平衡崩溃至万劫不复的境地的风险。为了进一步了解该药的特点，获取更多的用药经验，我私下咨询了心内科的同事。他听我详细介绍情况后，细心交代了用药的细节和注意事项、观察指标，甚至手把手帮助我制定了一个个性化的既方便又经济的配制方案。用药后，患者症状果然明显缓解，尿量有改善，不仅没有出现不良反应，肾功能也逐渐好转，摆脱了肾脏替代治疗的厄运。作为医生我的心也放下了，同时还积累了不少用药经验。

医生的成长离不开上级医生的指导，同样也得力于他人的帮助。这种帮助可能是危急时刻伸出的援手，可能是茫然时分睿智的建议，可能是悬崖边缘及时的提醒，也可能是情绪跌至谷底时激情的鼓励。医学是一门关乎生死的科学，提供帮助往往意味着承担风险，然而，故步自封以及所谓的洁身自好不是更大的风险吗？令人欣慰的是，医学圈的氛围向来是开放的，大到学术会议、学术期刊，小到电话里、病床旁，大家都乐于传播知识，乐于分享经验，乐于提出建议。真心、真情、无私、无畏铸就了白大褂下一颗颗圣洁的心。

熏陶于这种氛围之中，当有能力提供帮助时，也就继承了这样的传统，人人为我，我为人人，赠人玫瑰，手有余香。

宗　良

生生不息

变　化

从 2021 年 1 月起，我开始了新一轮为期半年的病房主治大夫轮岗。距离我上一次管病房已经过了两年，在这期间，我的状态也有了许多变化。

作为一名医生，通过学习、研究和实践，我积累了些许专科经验，管理病人的信心有所增强，对于如何快速从纷扰中实现可及的医疗目标，有了更深的体会。作为科室和医院的员工，也需要承担更多的公共任务，因此如何有效利用时间，多线程推进事情，就成了主要的课题。在家庭内部，我迎来了小帅的出生，眼瞅着他从一团软绵绵的小肉球一点点长成现在咿呀学语满地疯跑的调皮鬼。如何平衡工作和家庭，弥补对家人陪伴的不足，如何给孩子创造物质相对充足但又不娇生惯养的成长环境，都让我发际线迅速后移。

父母以肉眼可见的速度变老了，行动逐渐迟缓，不能耐受疲劳和气温变化，更容易忘记事情。我不仅没能更好地侍奉他们，反而需要父母帮忙料理家中的事情，这也让我心怀歉疚。

但是，时间的公平和无情之处就在于，不论我们是否准备好了，是否已经理清生活中的各种问题，她总是不管不顾地奔流向前。而我们能做的，则是紧紧跟着时间，努力挣扎着不被甩得不见踪影。

"我爸把我们兄弟俩拉扯大不容易，怎么也得试试"

2021 年 1 月，我从抢救室收了个急性肾衰的老先生。一开始问病史时还觉得也许只是腹泻引起的，结果化验报告出来发现是一个血管炎合并抗 GBM 病[1]。入院当天病人就犯急性左心衰，刚处理得平稳点，还没等歇口气，第二天病人就开始肺泡出血，血氧饱和度吭哧往下掉，两小时内就从鼻导管吸氧到不得不扣上呼吸机。我们被迫在 CRRT[2] 的支持下，开始血浆置换和激素冲击。

---

[1] 抗 GBM 病（anti-glomerular basement membrane disease），是一种罕见的自身免疫性疾病，会导致肾脏炎症和肺出血。

[2] CRRT（continuous renal replacement therapy），即连续性肾脏替代治疗，是一种在急性肾损伤或其他需要肾脏支持的情况下使用的血液净化技术。

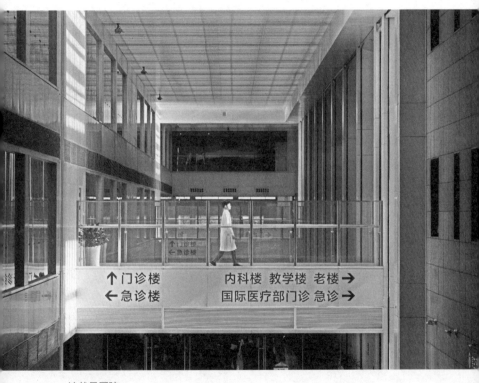

这就是医院

经过非常积极的治疗，老先生的病情一度好转。状态好的时候，还能下床在椅子上跷个二郎腿跟人聊几句天。但是好景不长，短暂的稳定之后，患者开始迅速经历二次肺泡出血、感染、谵妄和肺间质病变的急性加重。双抗体阳性的急进性肾炎之凶险，实在让人郁闷。

一般这样的高龄老人，能够转危为安的概率并不是很高，即便最后脱离了生命危险，也往往生活无法自理，而且救治的过程对家庭的人力和金钱消耗巨大。

作为医生，我有责任告知现实的困难和可能的预期，使患者及家属尽量做出符合实际的决定，这也是我理解的医患共同决策的模式。在十分胶着的时刻，我和老先生的两个儿子做过开诚布公的谈话。这两个中年男人表现出大部分患者家属都会有的担心和焦虑，但是他们也总是会告诉我一句话："我爸把我们兄弟俩拉扯大不容易，怎么也得试试。"

因此，我们使尽浑身解数苦苦支撑。但是奈何生死有常，不管我们怎么努力，病人最终还是走到了油尽灯枯的地步。在3月初，病人已经不能脱离呼吸机。这种持续的溺水一般的状态，显然是令人痛苦的。经过与病人家属甚至病人自己漫长的沟通，最后的决定是以舒缓治疗为主。我在医疗原则允许的范围内，加强镇静治疗，希望尽量减少患者的痛苦。

终于，在坚持了44天之后，病人离开了。我还记得，我从病房出来，带着住院大夫跟老先生的大儿子交代后续的事宜。他听完之后，很正式地站起来，认真地说："这么些天病房的大夫和护士怎么努力救我爸的，我都看在眼里。我给您鞠个躬吧。"说罢，就向我们深深地鞠了一躬。

在病人整个的救治过程中，我们使用了除有创机械通气、ECMO[1]之外几乎所有的重症抢救手段。管床的第一年住院医每天都在接触新的内容并且被迫在最短的时间内将其掌握，熬通宵的时候也是有的。这几个可敬的年轻人没有跟我叫过一声苦，着实难得。我想，如果多一些这样在临床上不惜力，不怕苦的年轻医生，也真的是病人之福。

只要有一线希望，就要救孩子

比起子女对父母的感情，父母对孩子的付出则可能更为无私。

"五一"假期中，我从 MICU（内科重症监护病房）转入了一个十几岁的小姑娘，也是血管炎引起的急性肾衰。之前在当地医院接受了一个多月极强的免疫抑制治疗，但是她的肾功能并没有好转，反而继发了 PRES[2]、肺部混合感染、心衰等一系列并发症，最后由急救车送到了协和。

---

[1] ECMO(extracorporeal membrane oxygenation)，体外膜肺氧合，是一种急救设备，可对需要外来辅助的呼吸和（或）循环功能不全的重危患者进行呼吸循环支持。

[2] PRES（posterior reversible encephalopathy syndrome），即后部可逆性脑病综合征，是一种神经病理状况，其特征是头痛、视觉障碍、癫痫发作和意识障碍。

MICU 的老师们经过艰苦卓绝的工作，成功使小姑娘脱机拔管。虽然还需要高流量地吸氧，但是"五一"当天 MICU 的主治大夫就开始与我沟通转科的问题。我能理解 MICU 老师的想法，重症病房内的资源消耗远远高于普通病房，如果小姑娘能够在普通病房逐步过渡到出院，同时明确原发病的后续治疗计划和肾脏替代治疗事宜，对于其家庭来说肯定是更合适的选择。

我去看病人，她很虚弱，身上还有多余的水负荷，肺内感染也还没有完全吸收。我和病人的父母谈话，沟通治疗预期，因为即便万事顺利，病人也还需要几周的时间才能康复到可以离开医院的程度，而一旦再次出现感染或者患者肺部康复锻炼跟不上，很可能前功尽弃。

小姑娘的父母都是农民，以种地和打工为生，前期在当地医院消耗了大量金钱，目前已经是东拼西凑。从和家属的谈话中，我知道小姑娘还有一个弟弟，我不得不提醒家属需要考虑家庭的经济负担。但是家属很坚决地表示：只要有一线希望，他们就要救孩子。

这样的坚持也让我们更有信心。年轻的管床住院医每天细致地和护士一起核算出入量的变化，制订肺部康复锻炼的计划，基本不用我操心。小姑娘也从一开始的不苟言笑眼含惊惧到逐渐会面露腼腆的笑容。

年轻人顽强的生命力给我们每一个人都留下了深刻的印象。经过全病房医护的共同努力，转入肾内科三天之后，患者已经可以外出透析治疗，紧接着就逐步下地站立，行走。用了不到三周的时间，患者基本上脱离了氧气的支持。

我记得病人最后一套复查的肺部 CT 出来，病变几乎全部吸收。我们告诉病人可以准备回家了。小姑娘笑得无比灿烂，她妈妈反倒眼含泪花。

"感觉很对不起家里面"

就在上面那个小姑娘转科后两天，我又从急诊收了一个急性肾衰的女病人。患者跟我一般年纪，两周多的时间，血肌酐从正常到了一千多，并进入无尿。临床表现基本符合急进性肾炎。我说服了病人，在抗 GBM 抗体回报之前，就开始做血浆置换，加用激素。实验室的老师也特别好，第一时间加做了抗 GBM 抗体检测，结果是高到测不出。

尽管历史的数据告诉我们，这个水平的肾功能，恢复的可能性不大，但是病程太短，病人又太年轻，任谁直接放弃都不忍心。在和患者及其家属充分沟通之后，我们还是坚持做了一段时间血浆置换，把抗体水平尽量降了下来。奈何病人的尿量始终没有恢复。我给病人做了肾活检，结果显示 100% 的肾小球都已经被新月体损毁。

这个该死的疾病，真的是一点机会都没有给我们留。

病理出来的那一天，我很小心地选择措辞，去告诉病人和家属这个令人沮丧的结果。病人的母亲并不能很好地听懂普通话，只是一边哭一边哀求我们救救她的孩子。病人也无暇去和母亲解释，只是黯然道："我才刚刚工作，还一分钱没往家里拿过，现在就成了这样，要靠家人照顾才能活下去……我感觉很对不起家里面。"说罢，也开始抹眼泪。

我叹了口气，开始劝病人："所谓家庭，其实就是一种命运共同体。亲人对你的付出基本上是不求回报的，他们就是希望你能过得好。遇到困难，大家就一起想办法。莫要去想对不起谁对得起谁的问题，真正关心你的人反而是不在意这些的。"

我还不放心，专门喊了之前管这个病人时间比较久的住院医回来跟她再聊聊。住院医告诉我，病人挺开朗的。我猜，她应该是想通了。

"坚持本身就是意义"

父母子女之间的相互扶助源自骨肉亲情，夫妻之间的相濡以沫，在这个不断翻新的世界里则更显可贵。

3 月份的时候，我们的一个腹透病人出现不明原因的腹腔出血，在急诊经过近两周的急救方稳住生命体征。腹透已无法坚持，病人的一般情况也非常弱，出现重度贫血、严重的内环境紊乱。我把病人收进病房，本意主要是帮他建立血透的透析通路，拔除腹透管。结果才入院没多久患者就开始出现严重的继发腹腔感染、呼吸衰竭、肠梗阻等一系列并发症。

这些问题，对于内科大夫来说，并不算复杂，但是短时间地全部聚集在一个积弱的病人身上，就会造成许多困难。

我们小心翼翼地使用 CRRT 维持着病人脆弱的水电解质平衡，每日千方百计地鼓励患者坐起或下地活动，同时启动肠内外营养支持。可是病人的进步确实很慢，而且发热的问题反复出现。病人的妻子始终守在床边，协助我们做一些康复工作，同时给予病人我们无法替代的心理支持。

这个过程，对于家属的经济、人力和精神消耗是巨大的。在最难熬的那几天，病人迷迷糊糊的，状况起伏不定。我和病人的妻子沟通病情时，她简要介绍了她是如何义无反顾地和病人走到一起，两个人如何克服重重困难相依为命的。到最后，她掉了眼泪，问我："夏大夫，你说他还能好吗？我不知道我们现在做的这些是不是还有意义。坚持，我怕他受罪；不坚持，我又舍不得。"

我很坦率地告诉她，我也不确定病人是不是能够从目前严重的消耗状态中康复过来。病人妻子听了，瞬间眼神就黯淡了下去。我顿了一顿，接着说道："但是有时候，坚持本身就是意义。"

病人的妻子想了想，说："那我明白了，夏大夫。"

一个半月之后，病人成功出院了。尽管后续还有许多磨难，但是最终病人还是恢复得不错，能够由妻子陪着来血透室正常透析了。

我只是个啦啦队队长

刚刚把腹腔出血的病人送出院，我就又从内科重症监护室转入了一个肾病综合征重症肺部感染的 50 岁男病人。由于免疫功能的极度抑制，病人肺部出现了细菌、真菌和病毒的混合感染，继发横纹肌溶解，一度需要机械通气支持和透析支持。在转入我们病房的时候，病人下肢肌力只有 I 级，同时还存在感染、血管外容量过多、营养不良等一系列问题。

这些问题的解决，依赖于多学科的合作，密切的病情观察，抗感染治疗的及时调整，个体化的容量管理、营养支持和康复锻炼指导，更重要的则是病人和家属的努力。

为了让这样一个在床上自己完全动不了的人，在各种治疗推进的同时能够重新站起来，能够摆脱氧气支持，促进肺部感染的康复，住院大夫、实习大夫、康复科医师、责任护士以及患者自己和家属，都付出了巨大的努力。

每日早晚查房的时候，面对愁容满面的家属和病人，我不断夸奖他们的进步，希望能给他们信心。

在经过接近五个星期的艰苦工作之后，病人已经可以下地在无人搀扶的情况下行走，虽然还很慢，但是很稳。家里人开始询问出院的时机，我才知道原来病人的女儿已经临盆，他们的家族中即将迎来新的小生命。

终于在 6 月初的时候，尽管肾病综合征仍未好转，还需要吃一大把抗感染的药物，但是病人能脱离氧气支持出院回家了。出院当天，家属和病人不断表示感谢。我告诉他们，都是一线医护和他们自己努力的结果，我只是个啦啦队队长。

后来我才知道，病人出院当天，他的外孙女也出生了。

生生不息

从 2009 年 5 月我开始当见习大夫接触临床，到现在担任病房的主治大夫，已经过去了 12 个年头。

在这些年里，对于医疗的认识我也在不断思考和调整。

一开始我比较关注个体病情的应对和临床知识技能的积累，但是很快就遇到了瓶颈。我逐渐意识到依靠我个人的力量，能够救治的病人还是有限，于是开始有针对性地做一些临床研究和教学工作，希望影响新一代的年轻医生。再后来，环境的变化让我发现医生的成长可以有很多不同的模式，但哪一种是最适合我自己的模式呢？我又开始迷茫。在过去两三年，经历了家庭角色的转变，参加了至暗时刻的武汉抗疫，我逐渐意识到，或许还是应当排除杂念，回归初心，致力于帮助病人及其家庭。

我开始更强烈地体会到，医疗的价值，不能再以单一个体病情的转归为唯一衡量标准。

对于经过治疗后好转的疾病，我们用尽量小的代价实现治疗目标，帮助病人重新调整和适应生活。至于那些病情不能如预期好转的情况，则帮助病人和家属来逐步应对疾病对家庭造成的影响，帮助他们寻出生存之道。即便是那些最终离开的病人，在最后的时光里，我们也能帮助家人去接受现实，减少遗憾，尽量让病人温暖谢幕。

从疾病的结果来看，这些可能算不上成功，但是我想也都有其不可替代的意义。

与此同时，医生也要背负着医疗从业者和社会个体的双重身份成长，在积累经验、传递知识的同时，还需要去梳理自己的生活，找到可持续发展的方式。

医患双方各自在前行的路上，都会遇到各种各样的困难。但是再大的难题，奔流向前的时间，都会给我们一个答案。

不论技术如何发展，不论社会如何演进，永恒不变的则是生命和家族的延续，医疗职业精神的持续传承。一代人故去，一代人诞生，衰老与年轻，痛苦与喜乐，付出与回报，失意与希望，都在这绵延不绝的时间里迎来送往，生生不息。

作为医生，能够有机会与每一个病人的生命进程产生交互，在尽力给予帮助的同时积累所思所悟，我深感荣幸。

夏　鹏

2021 年

告别"五联单"的

死亡"五联单"可以算是医院内的半个"黑话"。

每当有患者在医院去世，主管医师就需要开具"死亡医学证明"，因为要分别提供给殡葬部门、户籍部门以及医院、疾控和保险部门留档，所以一共五联，业内俗称"五联单"。

哪个大夫被别人议论每逢值班总是填"五联单"就是说他运气不好，总是送走病人。

我还记得我填写人生中的第一份"五联单"是在 2013 年 5 月。当时上班刚半年多的我，在普内科的第一个夜班，就送走了一位免疫抑制后重症肺部感染的患者。为了不把单子填错，我哆哆嗦嗦地用铅笔写了再用签字笔描。即便这样，我还是填了三份才最终填对。

后来的很长一段时间里，我就是那个别人眼中的"忙命"大夫，送走了一些病人，但是不记得再有最初填单子战战兢兢的时候了。特别是协和医院后来在医院信息系统中上线了电子版的"五联单"，患者的很多信息自动从入院录入的信息中读取，简化了工作流程，一两分钟就会填好。但是从某种意义上讲，同时也弱化了这个过程的仪式感，不管是对于家属还是医生。

出乎意料的是，若干年后，我会在武汉重新填写这样的证明书。

用"席卷全国"来形容 2019 年末开始的这场瘟疫一点都不为过。作为一个普通的医生，也作为一个新手爸爸，我对疫情的发展保持了持续的关注。有一些亲戚朋友询问我："夏大夫，你说这个肺炎严重不？"我都宽慰他们，经历了 SARS 考验的中国公共卫生防控体系，应该会及时遏制疾病的传播。

但是随着时间的推移，我也从充满信心变得有些拿不准。直到看见武汉本地的同道们在阖家团圆的时节里无比悲壮地向外界求助，我才意识到事情已经演变到超乎大多数人想象的困难境地。

没多久，国家开始陆续组织军队和地方医疗力量支援湖北，协和医院也在春节当天派出了第一批援助的医疗队。自此之后的一段时间，各个渠道传回来的消息依然是前线吃紧。2月 6 日下午 3 点，医院开始统计有重症监护室轮转经验的医生名单，我明白这是要为支援前线做准备。我从报名到被通知次日出发，不过两个小时。

由于事先毫无准备，当晚的时间几乎全部用来处理情绪上的转变，应答四面八方的问候，以及收拾行囊。待到我想和妻子好好说几句话的时候，已经半夜了。

第二天一大早，匆匆扒了几口饭，和母亲、妻子匆忙地告别，没有拥抱，也没有细腻的言语，一句"我出发了"，就迈出了家门。

我们接管的是一个新组建的ICU病区。通常ICU病房收治的都是呼吸循环或者某些重要脏器出现严重功能损伤的患者。一般来说，ICU的病人虽然病重，但是不会全都各脏器衰竭得一塌糊涂，也会有病情相对单纯的病人，比如，普通肺炎引起呼吸衰竭的，感染性休克的，急性肾衰需要血滤的……

严峻的现实则是，在这个32张床的ICU，我们遭遇了让所有人感到心力交瘁的困难局面。刚来的那几周，病人气管插管率高达9成，相当高比例的患者存在除呼吸衰竭之外的多器官功能障碍。即便我们紧追着病情调整治疗和处理方案，也不能避免有病人去世。

有人去世，就需要填写"五联单"。

有一天，我当班在缓冲区处理医嘱，碰上病区里有患者去世，接到任务要我尽快把"五联单"填好。我从同济医院的主管护士手中接过厚厚一本已经填了大半的死亡医学证明书。我翻看着之前已经填写过的内页，日期都如此接近。饶是见惯了生死，我依然觉得有些手抖。

病人的入院应该都是比较仓促的，医院的信息系统里只能查到患者的身份证号和一个联系电话。没法子，我只能硬着头皮再打电话询问家属其他必需的信息，尽管这个过程对于家属来说仍是非常悲痛的。

电话里家属的哭声让我不忍心打断，但是遗体处理总要进入后续的流程。我只好跟家属说："我能理解你们的心情，由于是乙类传染病，家属见不到病人，这个确实非常令人难过。我帮你们把证明书清楚地填好，将来等疫情结束，才有更大的可能帮助你们找到病人。"家属就敛了哭声，断续地告诉我所需的信息。

类似这样的通话，后来在别的医生和家属之间，又发生了若干次。

人生在世，自然有所谓理想和事业。但是在危急时刻，在我们最脆弱的时候，我们留恋的基本上都是亲人。也正是因为有了家人的存在，我们的生活才更加完整和富有意义。社会演进到现在的阶段，基本上每个人都是明白生老病死的客观规律的。但是即便如此，除非家有沉疴已久的病人，否则绝大多数人可能都没有想过应该如何去跟家人做最后的告别。

而这一场突如其来的瘟疫，逼着数以千万计的人要去面对这样困难和悲伤的情境。

由于是传染性极强的疾病，患者去世的时候，平日陪伴左右的近亲属往往也可能染病住院，运气好些的多半也在接受医学观察。基于众所周知的原因，他们将无法在床边与去世的亲人做最后的告别，病人也基本不可能留下什么话。

这种伤心、悲痛和不甘，我确实很难体会。

后来又有一位八十多岁的老先生，在各项客观指标都不算太糟糕的时候突然就室颤了。大家费尽力气把他从死亡线上拽回来两次，但是要以超大剂量的药物来维持生命体征。任何一个医生都明白，大势已去。

我跟患者家属通了好几个电话，逐步告知情况。家属从一开始的崩溃，到慢慢接受和冷静，最后主动表示放弃创伤性抢救。几个小时后，病人离世。

在这几个小时里，通过一部手机，我成为家属跟病人告别的唯一桥梁。

这种微妙的状态，促使我小心选择自己说出的话，希望既能清晰告诉家属病人的情况危急，状态已是油尽灯枯，又不至于太刺激家属，让他们觉得异常痛苦。我特地告诉家属，病人接受了镇静和镇痛的治疗，没有太多痛苦，聊做安慰。但是其实我也不知道这样做到底够不够。

三天以后，同事告诉我，老先生家属又打电话来要找我问病情。我回电话，问他们想了解什么。让我意外的是，家属说："我们就是打电话来对您表示感谢。您告知了我父亲最后的情况，这对我们来说已经是很大的安慰。"

中国的人民，绝大多数都是朴实、善良、勤劳、隐忍的，大家相信善恶有报、因果循环，也相信个人的牺牲换来集体的利益是值得的。在这场前所未有的瘟疫面前，国家和民族、家庭与个体，都付出了巨大努力和牺牲。

很多人没有机会去和家人告别就走向了前线，很多人没有机会和亲人告别就已经天人永隔，还有无数的普通人在毫无准备的情况下被迫告别了自己的工作、理想、爱好和习以为常的平凡生活。

　　直到今天，大势趋于稳定，所有人的忍耐和付出也终于迎来了曙光。

　　此时回看这一切，我也终于明白——

　　所有的告别，不论时空的距离是多么不可逾越，最终都会有重逢的那一天。

　　　　　　　　　　　　　　　　　　　　　夏　　鹏

　　　　　　　　　　　　　　　　　　　　2020 年 3 月

岂日无衣

2020 年 1 月的时候，面对突如其来的新冠疫情，我们还处于十分无知的状态。每天看着新闻里武汉一点点陷入泥淖的消息，我和身边很多同事都为此焦虑不安。多数人的焦虑并非源自恐惧，而是作为医务工作者，大家本能地为武汉当地的同道感到忧虑，想要伸出援助之手。后来的故事大家都很熟悉，武汉的疫情逐渐平稳，国内疫情也迎来了一段时间的相对安稳。

在疫苗的大规模接种以及人类自身社会问题的共同作用下，新冠病毒在过去三年时间里被强制推动了快速的变异。病毒特性不断演化，直到奥密克戎这种可能是人类历史上传染性最强的病毒株出现。

传统的公共卫生防疫措施与病毒感染蔓延之间的拉扯持续了很长时间。大量的民众忍耐着诸多不便的同时，也期待着自己能不被感染。直到这个冬天，不管是主动还是被迫，我们终于迎来了和新冠的正面对决。随着各种管控措施近乎180度的快速掉头，医疗系统极限承压的时刻也瞬间来临。

大量的工作人员进入了机动模式，根据工作的需要动态调整，相互支援。我自己先是被从病房调去医院感染管理办公室，协助追踪每日层出不穷的阳性病例，然后又被调去支援血透，应对需要透析的阳性患者。但是，病毒的传播速度超越了我这个非感染专科大夫的认知，基本上在过去一周的时间里，一线人员大量感染减员，包括我自己在内。有位老师的形容很贴切：就好像炸碉堡一样，每个岗位上的人都是阳一个下来换一个没有感染的上去，再阳再换。在岗的人员不断减少，剩下的人往往承担了超出平常的工作负荷，也承受了巨大的躯体和精神压力。

令人动容的是，尽管大家均已身心俱疲，尽管言语之间充满了无奈和疲惫，尽管往往家里人身边人也已经感染，但是几乎我身边的每一个人都在尽自己最大的努力去克服困难，坚持工作。居家隔离的很多人也在症状得到控制的同时主动做远程支援，想办法分担现场同事的工作压力。大家不分年资职务高低，不管在何种岗位，不论是哪个部门，每个人都在尽力发挥自己的能量，恪尽职守，互相支持，勉力维持医院的运转，治疗眼前的病人。而这对于当下的北京，对于大量的病人，以及对于我们自己，都有着无法估量的意义。好在第一批感染的医护人员已经逐渐康复，开始陆续返岗，至暗的时刻也即将过去，迎来曙光。

2000 多年前的中国，有一首名曰《无衣》的慷慨激昂的战歌。"岂曰无衣？与子同袍。""修我甲兵，与子偕行。"在面对共同的敌人和困难时，我们的祖先们坚定从容，团结一致，勇往直前。这种英勇无畏的背后，我想不过是每一个人保家卫国的朴素愿望和吃苦耐劳的坚韧品质，而这些，也是中华民族几千年来延续的精神烙印。

这个冬天可能会很漫长，但是我们携手坚持战斗，直到春暖花开。

夏　鹏

2022 年 12 月 17 日

尘埃落定之后

　　来武汉已经进入第 6 周，武汉的天气逐渐从最初的阴冷潮湿向阳光明媚转变，院区内的樱花也眼瞅着次第开放。在过去的一段时间里，大家携手度过了最初的兵荒马乱，逐步梳理出有效率的工作方法。与此同时，大体形势向好，武汉成为唯一还有新增病例的地区。ICU 病房里的病人也慢慢减少，医生护士们总算能喘口气了。

　　而我，也终于有机会去琢磨一下我刚来武汉时心中就已产生的问题：当一切结束之后，我们会给下一代留下些什么？

　　关于这场可能是人类当代史上最艰难的瘟疫如何产生并最终演变成黑云压城的局面，早就众说纷纭。我只是个医生，不具备公共卫生、管理和宣传等相关经验，因此并没有发言权。但是在情况最危急的时候，每一个前线战士和普通民众所面临的困难、承受的压力、遭遇的痛苦，透过发达的资讯和媒体，我想很多人也是感同身受的。

中华民族在这片土地上生存繁衍了几千年，以族群为单位的聚集和互助，是深入每个中国人骨子里的印迹。这个多灾多难的民族，在过去的几十年经历了诸多的考验，每一次都付出了巨大的代价，也总是能走出阴影。

但是，与1998年洪灾，2003年"非典"，2008年雪灾、汶川地震等这些我还留有记忆的灾难相比，这次的抗疫历程又有许多不一样的地方。

技术的迅猛发展为抵御灾害带来了显著的积极影响。药物、医疗设备在过去数十年迅速更新换代，许多新的医疗理念随着临床研究的开展获得推广，使得病人生存的概率有了提高。通信技术的发达也为信息沟通、管理、物流带来了新的可能。科学研究的速度也有了飞跃式的提高，2003年"非典"时我们还需要跟在外国科学家的文章后面学习，这一次来自中国的数据反而率先为世界提供了指引，各式的通道也把中国经验或多或少地传播了出去。数据技术的发展也使得防控有了更为高效的模式和手段。

我们必须认识到，这些进步的取得，是建立在社会经济和科技高度发展的基础上的。我们也不应当忘记当年一穷二白阶段的苦难。即便近如"非典"，经历过的前辈也会告诉我们，那时候没有N95口罩和防护服，靠的不过是棉布口罩、隔离衣，以及白衣战士赴死的决心。

网络技术的发展、流媒体时代的到来以及智能手机的普及，使得信息的传播速度达到了前所未有的程度。而这对疫情的发展和控制所产生的实际影响相当复杂。来自权威机构的信息、具有安抚人心力量的宣传固然可以更快更广地传播给每一个人，但是谣言和赚眼球的瞎操作也层出不穷。大量的主流媒体甚至不得不专门开出专题来粉碎谣言。此现象背后隐藏的，则是普通民众科学素养的长期不足，对于未知事物难以避免的恐惧，以及近十余年来阅读耐心的持续损耗。信息的来源如此庞杂，信息量如此巨大，短视频、App大行其道，人们习惯快速获得头脑的奖励，不再能静下心来分析思考，反而影响了判断。

社会的积极演进也在这次抗疫过程中展示了巨大的力量。我们过去是如此担心在溺爱和娱乐中长大的"90后"会变成垮掉的一代，但是大量的年轻人在长辈的担心中逐渐成熟，形成了自己的价值观，进而成为各行各业坚守防线的关键力量。虽然医患关系持续紧张几十年，但我们还是在全国各地看到了为数众多的通情达理的病患和家属。尤其是面对未知的病毒，不少去世病人的家属主动将亲人的遗体捐献给医学研究，为人类了解这个危险而狡猾的敌人提供了弥足珍贵的机会。民众对于公正、诚实和真相的渴望和诉求也前所未有地强烈，有人造谣，但马上就会有人辟谣。"吹哨人"从被训诫到最后被世界公认为英雄，反映的又何尝不是觉醒的民智？

当然，也有许多精神从未改变。

在防线紧绷得让人喘不过气的时候，军队医疗部门、国家医疗队、地方医疗队的数万医护人员在节日中告别家人，驰援武汉，以普通人难以想象的速度将当地各级别医院的医疗容量扩充到能够容纳现患病人的程度。数不胜数的抗疫所需物资在政府的引导下火速向湖北汇聚；火神山、雷神山拔地而起；方舱医院林立。这些再次展示了众人拾柴火焰高的力量。终于，在所有人夜以继日奋战一个月之后，我们总算能在风中感受到一丝云开月明的气息了。

凌晨4点下夜班的时候，吹着微凉的风，我会想，等一切尘埃落定之后，如果一定要跟下一代的人总结些什么，我会选择以下几点：

首先，要坚持独立思考。未来的信息会变得更加庞杂，更加多元化，正反互搏。我们要努力保持独立的思考，在海量的碎片化信息中抽丝剥茧，厘清事实。为了能做到这一点，希望我们的下一代能有更多的阅历，有更多的耐心去阅读，去观察和体验生活，去和其他人交流，而不要变得割裂，离群索居，浅尝辄止。

其次，要始终相信并且尊重科学。社会是很复杂的集合体，大多数人的工作、生活看似和高精尖的科学不搭边，但是实际上，科学的信念和发展渗透在每一个角落。因为科学就是对客观事物的认知，对客观规律的总结，人要认识世界，剖析自己，不可能摆脱科学的态度和方法。对于自己不了解的事物，不轻易发表意见；对于不符合既往熟知的科学规律的事情，要心存怀疑。

最后，要竭力保持诚实和正直的品质。宣传中总说医生、护士是"最美逆行者",但我从来不觉得我们是什么逆行者。我想绝大多数坚守不同岗位的知识分子也都明白,我们所秉持的只是我们所在行业所赋予的职业精神。我是医生,那么我的职责就是尽我所学所能去维护病人的健康。你是警察,你的职责就是维护社会治安。他是公务员,他的职责就是去协调管理,组织和引导民众。而支撑这些职业精神的核心,则是亘古不变的宝贵品质:诚实与正直。

我的孩子还很小,我出发来武汉的时候,他还不到两个月。我想等他能读懂上面这些话,估计要十几年以后了。这十几年,人类社会还会有很多的变化,会衍生出很多我现在都不能想象的新鲜事物,自然也会有很多传统的东西逐渐消散。这是社会演进的必然规律,谁也无法置身事外。而此时的我,是那么希望,十几年以后,甚至以后的以后,我们能够足够幸运,不再经历类似的磨难。不过,我也深知,人类在这个世界上折腾很久了,资源在逐渐减少,环境在逐渐恶化,人和人之间的隔阂也从来不会消失。单纯地去期待生活会一直平静,确属奢求。

如果我们的下一代注定要经受考验,我希望他们能真正从我们所遭遇的磨难中学习到经验和教训,再凭借高于我们的智慧、文明和科学,去战胜一切困难。

夏鹏

2020 年 3 月于武汉

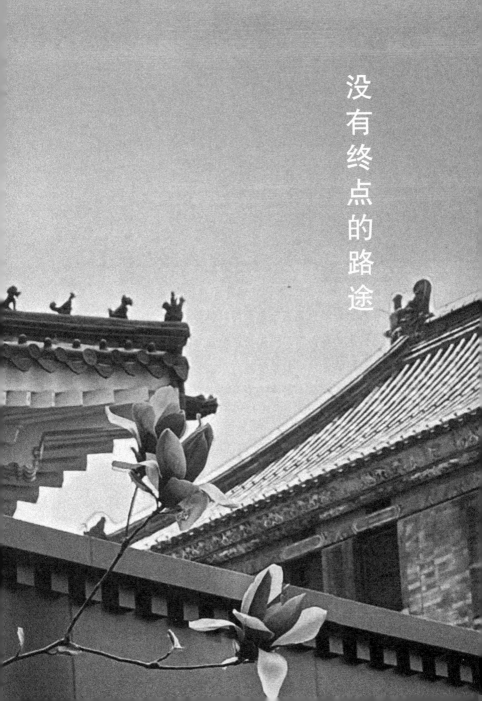

没有终点的路途

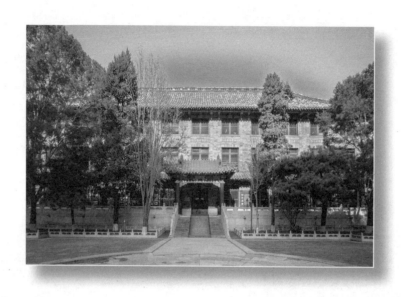

　　病人和家属也可能很难知道，在这深夜的两小时里，有多少人为了救他一命而快速地运转起来。

　　我们有时不明白家属的逡巡、犹豫和固执，不明白病人的患得患失、恐惧，患者和家属也常常不懂得我们每句话后面蕴含的凝聚着生死教训和生命智慧的医学知识。但是，在这深夜的两小时里，在无数类似的危急时刻，我们真的不需要你们明白太多。你们只要知道，我们想救你，就足够了。

深夜的两小时

"喂，老总[1]吗？我这儿抢救室，刚来一个50岁男的，下壁 STEMI[2]，来看下吧。"

接到电话的时候大概凌晨3点，本来睡得迷迷糊糊的我听到 STEMI 一下子人就清醒了，回答道："知道了，我马上到！"

我翻身坐起，蹬上平底布鞋，披上白大衣，听诊器往脖子上一挂，拍拍口袋确定门卡、工作手机都在，冲出了值班室的门。

我一路小跑地向抢救室奔去，虽然这段路平时走路也就四五分钟。路上我脑子里飞快地过了下情况：CCU（心内科监护室）没有空床，再收就是加床；今天晚上急诊冠状动脉造影值班的是哪个老师，一会儿要请示。

---

[1] 对总住院医师的称呼。
[2] ST 段抬高型心肌梗死。

在接到电话大约 3 分钟后，我推开了抢救室的后门。我飞速走到抢救室工作站那里，看着一帮睡眼惺忪累得要死不活的急诊大夫正在埋头干活压根儿没注意到我来，心里微微叹口气，轻声问道："几床？"

"哟！老总来了。7 床，刚来的。替格瑞洛[1]行吗？你看看，这是刚拉的心电图。"终于有人搭话了，是抢救室的主班马小娟，说着递给我一张心电图。小娟是个北京姑娘，比我年资低一年，但是因为学制不同，年纪比我小不少。我做老总的时候，我值班她就在抢救室值班，我俩死搭，已经很熟了。加上年纪比我小，因而我经常叫她娟儿。

我说："我先看看。"然后接过心电图一边看着一边走向7 床。

心电图没什么疑问，Ⅱ、Ⅲ、AVF 导联红旗飘飘[2]，前壁导联 ST 段有点压低。我走到床旁，看到一个身材略微发福的中年男性，一脸紧张满头汗地闭眼躺在那里。我抬头看眼监护仪上的心率和血压，还好，心率不慢，血压不低，我大声冲小娟那边喊道："娟儿，血压、心率还行，硝酸甘油、吗啡给上吧！""好嘞！"小娟闷闷地答应一声，着手开药去了。

我拍醒了病人，尽量大声而清晰地说道："您好！我是内科的夏大夫。我问您几个问题可以吗？"病人睁眼看了看我，

---

[1] 治疗 STEMI 的抗血小板药。
[2] 指心电图的一种特殊形态，此处表示 ST 段抬高，是心肌梗死的一种心电图征象。

沉重地点点头。我没等他说话，马上连珠炮似的发问：

"以前有心脏病吗？"

"没有。"

"以前有高血压吗？"

"嗯。"

"糖尿病呢？"

"嗯。"

"长期抽烟吗？"

"嗯。"

"血脂高不高知道吗？"

"不知道。"

"父母有冠心病吗？"

"我爸有。"

"今天是胸口疼来看病的吗？几点开始疼的？"

"半夜 1 点多疼醒的。"

我知道病人这时候胸痛得要死，于是我把右手放在自己心前区，接着问道："是这里疼吗？怎么个疼法？压着疼，闷着疼，还是怎的？"

"是那里。感觉……感觉像被人掐着，连带着肩膀也不舒服。"

"以前疼过吗？"

"没有，今天第一次。"

虽然病人的回答有气无力，声音虚弱；不过还好，他脑子还算清楚。我心里忽地想起两个月前也是抢救室的一个男病人，也是同样的下壁心梗，进抢救室的时候起病才1小时，但是烦躁得一塌糊涂，心率慢，血压低，自己一进抢救室的门就大喊大叫说，我要死了，叫我家里人来，我要死了。说完他就心室颤动了，我们也再没能把他复苏回来。

现在的问题愈发明朗了，一个冠心病危险因素几乎全齐了的中年男性，突发胸痛2个多小时，症状、心电图都很典型，STEMI的诊断可能性极大。这种病人加双抗[1]做急诊冠状动脉造影的指征很明确了，下面就是禁忌的事情了。因为STEMI经常预示着冠脉突发血栓的形成，抗血小板药物的治疗强度很大，而且如果要做冠脉造影还得全身肝素化[2]，简单来说，就是病人的血会变得基本不凝；因此，如果患者之前有出血倾向，有害怕出血的疾病或者外伤什么的，给药就会有很大风险。

我接着问道："以前有过脑出血、脑梗死吗？"

"没有。"

"胃溃疡、吐血、拉血、拉黑色大便有过吗？"

"没有。"

"最近3个月做过什么大手术吗？"

"没有。"

"最近磕过脑袋吗？有什么外伤吗？"

---

[1] 指用用两种抗血小板药。

[2] 此处指应用静脉肝素（一种抗凝血药物），使得患者不容易凝血。

"没有。"

"药没有过敏的吧？"

"没有。"

嗯，也没什么特别的禁忌。我回头冲小娟再次大声喊道："阿司匹林 300mg、替格瑞洛 180mg、立普妥 20mg，都给吧。""好嘞！做吗？"小娟这次声音没那么闷了，一边敲打着键盘一边问道。

我知道他们问的是急诊 PCI[1] 做不做，但是我还需要和病人、家属谈，以及跟冠状动脉造影值班大夫汇报。我看了看表，时间过去了四分钟。我说："你先给药吧，把会诊单、冠状动脉造影的签字单什么的帮我打出来，我请示下，然后去和家属谈。"

要知道 STEMI 是冠心病最危重的情况了，一旦碰到时间窗内的 STEMI，只要没有禁忌都应该用最快的时间去进行再灌注治疗，才能最大程度地挽救心肌和生命。美国心脏协会的指南要求 Door-to-Balloon 的时间[2] 应该小于 90 分钟。时间就是心肌，是冠状动脉组大夫常挂在嘴边的话。拖得越久，患者心肌坏死得就越多，出现心功能恶化、心律失常的风险就越高，病人也愈加有生命危险。

_____

[1] PCI(percutaneous coronary intervention)，经皮冠状动脉介入治疗，是指经心导管技术疏通狭窄甚至闭塞的冠状动脉管腔，从而改善心肌的血流灌注的治疗方法。
[2] 入院至首次球囊扩张的时间。

我用工作手机拨通了冠状动脉造影值班领导吕大夫的电话，把他从睡梦中吵醒。我听到话筒里先叹了口气，然后是压低嗓音的一声"喂？"，不知道是不是怕吵到家里人。

　　我小心翼翼地说道："领导您好！抱歉夜里打扰。我是今天的总值班小夏。抢救室刚来个50岁男病人，高血压、糖尿病、吸烟都有，胸痛两小时来的，心电图提示下壁STEMI，没有抗血小板的禁忌，我已经给了阿司匹林和替格瑞洛的负荷量[1]，现在生命体征还平稳，但是症状没有改善。跟您汇报下，看看要不要急诊PCI。家属我马上去谈……"

　　"图发过来看看。"吕大夫一向谨慎心细，不过这会儿声音大了，估计是去了别的屋。

　　"好嘞！领导。我给您发过去了，您看下吧。"说着我就掏出自己的手机把心电图照了给领导微信发过去了。

　　"收到了，我看看吧。不过听你说的，如果没特殊情况，还是要做的。我看看图，你先去和家属谈。如果家里人同意微信告诉我就行，然后就叫人吧。做完了回CCU。嗯，CCU还有床吗？"

　　"没床了，领导。"

　　"好吧，我知道了。你先去谈吧。"

　　"好嘞，领导！"

　　我看了看表，打电话请示又花了快1分钟。我跟娟

_____

[1] 即两种抗血小板药已用至最大量。

儿说："我们做。我现在跟家属谈，你们准备手续什么的吧。""OK！"小娟轻车熟路。

我挂了电话拿着心电图推开抢救室的门，用尽力气呼唤病人的名字："某某某的家属在吗？某某某的家属！"

"在在在！来了来了！"说着跑过来一个女家属，看年纪和病人相当。手里抱着一大堆病人的衣服，捏着一部手机，肩上挎着一个包。

我快速地说道："您是病人夫人吗？"

"对！大夫，他怎么样？"

"您听我说。他现在诊断考虑急性心肌梗死的可能性很大。"我停顿一下，看一眼家属反应。有的时候吧，这句话说完家属就哭得没法谈了，要么就晕倒的也有。我得看下情况再继续往下说。

还好，病人的太太眉头皱了下，说了声"哎呀"，再没说什么。

我马上接着说："药物治疗我们已经都给了，他现在需要做一个急诊的冠状动脉造影，就是我们检查下他心脏的血管是不是被血栓堵住了。如果是的话，我们想办法给他把血管打通，他可能就会好一些。如果不能及时打通血管，他的心脏大面积坏死，就会越来越危险。我说的您明白吗？"

病人的太太眼圈红了，开始抹眼泪，但是暂时没哭出声来，点点头说："明……明白。"

我调整了下语气，赶紧尽量平静地低声问道："那您对冠状动脉造影怎么想？同意做吗？"

她迟疑了下，问道："这检查危险吗？"

我的手机响了下，我一看，是吕大夫回的微信，就一个字："做！"

我心里更有底了，赶紧道："检查肯定有风险，一会儿有机会咱们再细说，但是根据他的情况来看，不做的风险可能更大，有可能晚上都过不去……"我觉得有必要跟她把最坏的情形谈到，两个月前那个没救过来的下壁心肌梗死的病人又在我脑海浮现。

她的哭声明显大了些："这么严重啊?！那……那我们做吧。"

我心里长出一口气，家属还算脑子明白，没跟我太纠结冠状动脉造影的事情。虽然开通冠状动脉的时间应该越快越好，但是既往的经验显示限速步骤多半在家属这里。以前遇到有的家属犹豫半天也不给答复，或者病人倔强异常拒绝冠造，生生拖过了时间窗[1]。

我想起一个月前有个老太太，既往就犯过 NSTEMI[2]，当年就不愿意造影，这次又 NSTEMI 了，二线不放心，把她送进抢救室了。但是从进来的那一刻起，老太太就嫌抢救室环境嘈杂，嫌家属不能陪护，拒用药。叫了家属来劝，就发现这一

---

[1] 此处指开通冠脉治疗的最佳治疗时间段。
[2] 非 ST 抬高型心肌梗死。

家子的性格是有相似之处的，他们总是成功地避开了医生谈话中所有的关键点。这么一来二去，老太太终于从 NSTEMI 变成 STEMI 了。大半夜一票人苦口婆心地跟那儿用尽量平实的语言劝说她这个应该尽快造影，尽快开通血管，不然很危险之类的。不干，就是不干，不但病人不同意，家里人也不同意，更可恨的是根本说不出什么理由来。好吧，那只好签字了，药物保守治疗。第二天，家属不知道得人指点了还是怎的突然又要求冠造了，可惜已经过了 12 小时的时间窗，深邃的 Q 波已经直挺挺地竖在那里了。看着好几百的 cTnI[1] 的数值，我们只能默念病人真是命大。

"可是大夫，要多少钱啊？我出门急，就带了两千块钱。"

我心里刚淡定 5 秒都不到，就遇到了第二个难题。费用！

一个冠状动脉造影并不贵，千把块钱。但是用的器械、药物、支架都是很贵的，这么一个病人，怎么也得准备三万块钱。如果病变重、病情继续恶化还要去 ICU 什么的，5 万元 8 万元 10 万元甚至更多也是有的。还好这病人是北京医保，应该能报销一部分。

我小心地问道："您今儿晚上 3 万块钱筹得到吗？"

家属显然震惊了："3 万元!! 我出门都没带银行卡啊，再说带了银行也不开门啊！我们家这钱倒是有，交得上的，但是得白天才行。您要不宽限……"

---

[1] 指心肌肌钙蛋白，是心肌细胞损伤的标志。

我低头看看表，又过去了 4 分钟。我心里开始起急了，于是果断截住了家属的话头："这样吧。您打电话找找北京的亲戚，看看能筹措到多少钱。我也去帮您想想辙，过几分钟我找您！"说罢我头也不回地又进了抢救室。

　　其实，我们医院是可以办临时欠费的，一个急性心肌梗死的病人，据说最多可以办 3 万块钱欠费。但是这事儿要搞到院总值班那里，有时碰上个不好说话的院总值班，就得折腾好半天，还不一定办得下来。再说，以前也碰见过极个别不那么良善的病人，欠了费把病治了，但是怎么也不交钱了。我想了 10 秒钟，这人北京医保，年轻，起病时间短，又没什么禁忌，急诊 PCI 指征很明确，无论如何也应该创造机会做，我想冠状动脉造影大夫和我的态度肯定一样。

　　于是我抄起座机把院总值班吵了起来，说明我们想办 3 万块钱欠费的事情。

　　院总值班当然是没好气了，但并非是个不讲理的人，跟我饧了两句之后，还是答应了。

　　这下钱的问题也解决了，我回身正准备跟小娟说准备办欠费的事情，发现她已经开始写欠费的字据了。我心里感叹，这样的搭档就是靠谱，然后微笑着拍拍她的肩膀，她会意地点点头说："住院证我开吧。"然后把冠状动脉造影的签字单递给了我："你跟他家属签完字就让她进来吧，我跟她说如何办欠费。"

　　我发微信给吕大夫："家属同意做，钱不够已办 3 万元欠费。"

"做得对！叫人！"吕大夫这次秒回，我估计也是守在手机跟前等信儿。

我花了两分钟时间顺次拨通了冠状动脉造影副班和护士的电话，告诉他们有一台急诊。每个人虽然都是哈欠连天，但是也果断地说，知道了，马上来！

我心里这才略微淡定了些，再次走出抢救室的门。病人的太太迎上来说："我叫了我哥来，但是他也只能再带来五千块。"

"没关系，钱的事儿您先别操心了。我们和抢救室的大夫已经帮您申请了欠费，您先欠着我们医院的，咱们先救人，完了您白天再补。"

病人太太显然没想到还有这一出，马上哭着说："谢谢谢谢！我们白天一定交上。"

我拿出冠状动脉造影的签字单，指点着家属一一签字，尽量用简短和平实的语言告诉她相关的风险。这次家属很爽快就签完了。

随后我把家属引进抢救室，走到床旁一起看病人。

我跟病人说："您这次基本上是心梗了，我跟您夫人已经谈过了，准备给您做个冠状动脉造影，看看是不是血管堵了，想办法给您把血管打通试试看。"

病人伸手拉住自己老婆的手，开始掉眼泪，一句话也说不出。唉，50岁的男人，大难关头还是要靠结发妻子啊。

他太太一边抹眼泪一边说："大夫都跟我说了，这儿的大夫也挺好的，钱我没带够人家也让先欠着，先给你治病，你就好好配合。你可要坚持住，你要走了……"

"好了，您先去找马大夫看欠费怎么办吧。办好欠费手续还得去办住院手续，别耽搁了。"我打断了家属，这个时候最不需要的就是跟病人说你死了怎么办之类的话。

娟儿非常有眼色地把家属接手，细细交代如何办欠费，拿谁的身份证之类的问题。她还贴心地找了个保安，叫他带着病人家属一路深入这个迷宫一般的医院去找院总值班盖章办欠费，再去住院处办入院手续。

我再次拿起座机，给CCU打了个电话，告诉他们要收一个病人。

然后我问抢救室护士，7床药都给了吗？抢救室护士显然已经习惯了我婆妈的风格，笑嘻嘻地道："王老师，你就放心吧，我亲手喂的药。""三硝和吗啡呢？""给啦给啦！"

我自己讪讪地笑笑，低头专心开始写会诊单了。由于性格胆小，我一向做事有点较真，出急诊流水如此，在抢救室轮转如此，做了老总依旧如此。好在大家已经不以为意。

我一笔一画地写着会诊单，时不时抬头看下中心监护上7床的生命体征，嘴里和抢救室护士有一句没一句地搭着话。这时候，我的心情比刚来的时候要轻松一点了。

大约15分钟以后，我写完了会诊单。病人的其他亲戚也到了两位。不过病人太太还没办完手续回来。我又迅速和新来的家属解释了一下情况，请他们联系病人太太看手续办到什么程度了。

又过了七八分钟，抢救室电话响了，我看到了熟悉的导管室的号码。我抄起电话："您好！我是内科总值班。可以过去了是吗？"那边愣了下，随即说道"来吧"，挂了电话。从我打电话到导管室准备好，花了不过半小时，想想领导、护士都不住在附近，可想而知他们是如何一路狂奔来的医院。

我站起身来，高声宣布，7床可以去导管室了。

小娟答应一声，安排了一个进修大夫整理了病历资料和心电图准备送病人，又叫了个护士给病人整理输液泵、做监护之类的。

3分钟后，我和进修大夫、护士推着病人就出了抢救室的门。病人家属马上迎了上来，我一看，太太还是没到。就跟其他家属说，咱们先送病人过去，别耽误。你们让他太太尽快也过去。2楼，心内科导管1室。

我们出了电梯，我在前面拉着平车一路小跑，进修大夫和护士配合着快速转运着病人。反倒是病人家属在后面跑得气喘吁吁有点跟不上。

时间就是心肌，没办法，跑两步吧。

我拉开导管室的大门，把病人送了进去。然后过床，上监护，跟导管室的护士简单交代了下用药情况。一回身看见吕大夫，我马上道："领导好！辛苦了！心电图您还看一眼吗？心肌酶还没出，但是其他化验血色素、凝血没事，药没有过敏的。"

吕大夫一边穿铅衣一边道:"图不用看了。你一会儿看眼肝肾功能没事就行。"一如既往地谨慎。

操作很快就开始了,穿刺,置管,过导丝,一气呵成。我坐在一旁,刷新电脑,看到肝肾功能一切正常,心肌酶才零点几。心说,嗯,还算及时。

后面的故事就简单了,造影发现是 RCA[1] 近段的大血栓,抽吸出来,发现有狭窄,放了一个支架,半个多小时也就搞定了。病人症状随即完全缓解。

我和家属推着病人进 CCU,值班大夫和护士随即接手。吕大夫写完了介入治疗交接单,交代病人:"戒烟!控制血压、血糖。"然后跟值班大夫说,"监测心肌酶,过 6 个小时把低分子肝素打上",然后潇洒地离去。临走时幽幽地跟我说:"那啥,夜里可别再来急诊了。"

我嘿嘿一笑,说,应该没了应该没了。

然后看着病人上了监护,泵上药物,复查心电图后 ST 段已经回落,嘱咐了值班大夫几句,也准备离开了。看看表,已经 5 点了。

离开 CCU 的时候,病人的妻子和家属追了上来,一个劲儿表示感谢。我心里明白,他们最应该感谢的手术大夫已经歇着去了,要谢也不止我一个。

我淡淡地道:"没事,都是分内职责。对了,白天千万记

---

[1] RCA(right coronary artery),右冠状动脉。

得把费用补了。"

病人太太的大哥听了这话略有点不高兴,恨恨地道:"您放心吧。我们才不是欠钱的那种人呢。"

我微微一笑:"钱是医院垫付的。我相信您肯定不会欠费的。提醒您补费用不是为了这个病人,咱们支架都做完了对不对?我是为了以后再遇到您这样一时间费用不够的病人,我们一样能不耽误。"

家属显然也不是傻子,瞬间明白了我话里的意思。是啊,医院也不是慈善机构,要是垫付的每个心梗病人都拖欠费用,以后肯定是没法办欠费了,最终影响的还是病人。他也可能意识到了自己的问题,有点局促地道:"大夫,我不是那意思……"

"没事的。啥也别说了,去看看病人,好好休息吧。一晚上了,大伙都很辛苦。"

说罢,我就扭身走了。是啊,我已经困成狗了。

病人的心肌酶大约起病 12 个小时就达峰了,最高 cTnI 也就五十几,提示再灌注治疗非常成功。三天后,病人就毫无并发症地出院了。

回想起来,这个病人是很幸运的。来医院还算及时,没有太多介入治疗的禁忌,家属还算明白,虽然费用有困难也解决了。从进抢救室到做完 PCI,不过两小时时间。但是为了救他,牵扯了抢救室的大夫、护士、我、外勤、药房、检验科、心内科冠状动脉造影大夫、导管室护士、CCU 夜班大夫和护士、院总值班、保安……病人花费了不到 3 万块钱，其中大部分并非人工成本。除了我们自己，病人和家属也可能很难知道，在这深夜的两小时里，有多少人为了救他一命而快速地运转起来。

经常有人说，要促进医患之间的相互理解。我倒是觉得，医患之间身份不同，立场有别，可能很难真正理解对方的每一个想法和举动。我们有时不明白家属的逡巡、犹豫和固执，不明白病人的患得患失、恐惧，患者和家属也常常不懂得我们每句话后面蕴含的凝聚着生死教训和生命智慧的医学知识。但是，在这深夜的两小时里，在无数类似的危急时刻，我们真的不需要你们明白太多。你们只要知道，我们想救你，就足够了。你实在不明白，也无所谓。该出手我们也还是会出手。

因为你是病人，而我们是医生。

夏　鹏

那一年还不懂什么是沉湎

青春期的我们有着肆无忌惮的叛逆。我的叛逆在于我想要亲自选择自己的未来，仅此而已。仿佛从 16 岁起，父母便不把我当成一个小孩，但凡和我命运相关的事都任由我做主。原来小学到初中九年的努力学习换来的不只是一所市重点高中的入学资格，还有人生最叛逆阶段的人身自由决策权。但那时的我，仍然相当不成熟。

高考前一个月的一天中午，散步到教学楼天台，看着一位挚友手扶围栏，抬头看着湛蓝的天空。我们调侃着，一个月后，大家都要散布天涯。

她问我，未来我想过什么样的生活。

我漫不经心地说，当一名普通职员，朝九晚五，养家糊口。她双手交叉，倚在天台的围栏上，看着远方说，我想当一名医生。

她的话深深地戳中了我的心，仿佛触电般，我瞪大眼睛看着她。那一刻，我很想告诉她，我的梦想也是一名医生，这个梦想藏在我心中许久，没有告诉任何人。因为我想在高考成绩出来后，填报志愿时，以一种胜利者的姿态把自己深藏心中的秘密揭晓。那时候，埋藏在内心所谓秘密的未来却一直是我高中三年努力学习的强大动力。现在想想，实属可笑。

十几岁的虚荣，十几岁的心气，十几岁的战争。

最终，我与她如愿以偿地都进入了临床医学专业学习，只不过在不同城市。

再次见到她的时候，我还怀着一丝歉意和愧疚。愧疚于我没能在当年强压之下像她那般坦诚，那真是毫不必要的谎言。但她看到我时，惊呼与雀跃，大喊着仿佛整个街道就我们两个人一般。她激动不已：天啊，你也选了学医！

直到那刻起，我似乎终于弄清楚了命运归宿的魅力究竟在于何处。不仅仅是我得知自己能学医那个瞬间的感动，更是当我发现在这个世界的同一个时间，竟然有同样的人，可能更多的人跟我以同样的心情追逐同样的梦想，并为之魂牵梦萦，因为它而收获了前进的自信。每个人收获的结果不同，但这份追逐和努力却踏踏实实地嵌入了每一个人的生命里。

未至终点的路途

广州，依旧是我所喜欢的城市。

医学的头五年，看似漫长，却一晃而过。

只依稀记得梅雨季节玻璃窗被雨滴占据，窗外是湿润的清香，窗内是厚厚的医学书籍。在这五年里，恐怕最有意思的就数读书疲倦后的游神，身在教室，心早就飞向海边，飞向沙滩，飞向天空，飞向一切可以自由展开双臂呼吸新鲜空气的地方。

学医的日子日日推移，我本对时间不敏感。偶有极为重要或盛大的节日来临之时，会有人不经意地提醒我。其余日子，每每度过，并无特别，年年相似。可能我习惯了学医的漫长，早已抛弃了追名逐利、尽快挣钱的想法。我喜欢医学道路的纯净和踏实，它给我一种厚重的安全感，让我清楚我不必担心失业；也同样给我艰巨的挑战，让我不断地积累无底洞的知识，期待这些知识能被未来的自己利用上，救死扶伤。

我尚未做过精确的计算，但是能确定的是学医的日子未必有外人想象的那么多或那么少，至少对于我来说，它刚刚好。但学医的日子一定是零碎的、细微的，理当是朴实的记忆。

平庸又值得记挂。

花开半春

进入医学院以来，我的成绩一直都非常幸运地排名前列，可心里却没有足够的底气。在被身边多数人看好时，我始终问自己，这些学科成绩能否预示我将来会成为一名好医生？

没有多少思考，就赶鸭子上架到了临床实习阶段。

1月开始实习，消化内科是我轮转的第一个科室。带教老师看我第一次管病人，给我分了一个非常年轻的患者。

一个18岁的小伙子，从1岁开始反复肠梗阻到成年。他很高很帅，专业是篮球。但是每隔两个月就会因腹痛而来医院，保守治疗无效时还会开腹做手术，所以他腹肌旁边会有很深的手术疤痕。

他喜欢在我每天查房时对我说他的故事，他诉说的故事里没有疼痛，没有烦恼，只有热血和快乐。他喜欢篮球，想成为职业篮球运动员，只希望肠梗阻每年不要反复发作，不然完不成学业，更无法实现梦想。他妈妈说，因为手术，他的学费都花掉了。我听到后，傻乎乎地把一堆药全部停掉，每天只给他抑酸护胃药。

带教告诉我，他不能完全恢复正常饮食，更不能没有营养。我知道医院的高级营养制剂有多么昂贵，便把内心所想告诉了带教。带教非常支持我，并教我配很多非常便宜的"营养液"和小能量液。我每天变着法子给他开着这些液体。

当时刚接触临床的我，有无限的自豪感。

现在的我已经可以熟练地用非常低廉的价格配出营养均衡的液体，但再也没有那么自豪的感觉了。

后来他经历了两个星期的内科保守治疗后能够排气了，临走时握紧了我的手，也留了联系方式。我也想关注他是否会再复发。

可能命运总是眷顾善良的人，后面每年他给我的短信中，都告诉我他那次出院后再未发作过肠梗阻。我清楚，以我们当年的保守治疗，想治愈肠梗阻是绝不可能的，内科只能缓解它。他的肠梗阻再未发作的原因无从解释。但我不在意也不需要理由，我很高兴他能够再也不受反复肠梗阻的痛苦，能够回到学校，回到球场，回到属于他自己的地方，挥洒汗水，追寻梦想。

我不想做一个被挑选的人，我想做一个被需要的人。

步入临床后，求知欲反而越来越弱。很多时候，我只想知道得少一点。可能这就是临床神奇的地方。在临床，我们会不由自主地注入自己的情绪，从而产生情感，我们反而愿意抛开那冷冰冰的医学知识，去拥抱无法解释的圆满结局。

期待一场干净的大雪

我曾以为，死亡离我很远。

那是一位 50 出头的女性患者，宫颈癌晚期，癌细胞几乎转移到了她身上每一个角落，毫无手术机会。

我以为，她会绝望，她会嘶吼，她会叹息命运的不公。

最后都没有，她很平静。每日见我都温柔地对我说："小罗大夫又来查房了？"

再通透的人也无法承受切肤之痛。癌痛和呼吸困难把这位温柔得体的女人折磨到不成人样。我深夜被护士叫醒，看着她披头散发，用手扼住自己的喉咙，用可怕的眼神看着刚刚赶到的我们。直到给了一剂吗啡后，她才渐渐恢复平静。

她又恢复以往的平静。

平静的时候，她喜欢诉说自己的故事。她说她有一位一直很想见的人，这是她最后的心愿。我们询问了她的父母和丈夫，得到了不一样的回复，仿佛她诉说的这个人并不存在。但我愿意选择相信这个人的存在，我愿意选择相信她的故事。因为我亲眼看到可怕的癌痛试图吞噬掉她的安全感、她的宁静、她的希望，甚至她的一切，可第二天她又能恢复以往的平静。我相信，她的内心有东西在一直支撑着她坚持下去，那样的东西一直在她心里发光。

每一片树叶的落下，都曾有大树的挽留与不舍。

宣告她的死亡并没有想象中神圣，伴随着长廊里家属撕裂般的哭喊，我的心也沉如石。

这是我第一次接触死亡。我分明知道她的平静不是一种妥协，而是一种坚守。但是一想起她至死都未曾见到她生前最想见的那个人，明明夏至将至，却感觉四周冰凉如寒冬。

后来的我，再次回想。我相信，在她和我诉说的那一刻，她在内心已经与自己达成了和解。她没有遗憾，是幸福地离开的。

我也逐渐放下心里的压力，从共情的痛苦中走了出来。在临床这条漫长的道路上，放下从来不是成长的代价，放下就是成长本身。

那一年的广州像以往一样没有下雪。

跟自己的悲伤和解

理解死亡是医生的必修课。死生亦大矣，死亡不同于生活中的任何事。我曾幻想一个没有死亡的世界，大家都幸福美好地过着岁月静好的日子。那个世界里没有永久分离的悲伤，只有化也化不开的爱。

后来我开始思考，当我失去悲伤的同时，我可能还会失去些什么。在临床轮转过程中，时常会遇到濒死之人。我发现快乐和悲伤是一块硬币的正反面，当我失去悲伤时，我同样也失去了快乐。如果这个世界，我完全不会因为一个人的永别而感到悲伤，那么我真的会因为他珍贵短暂的陪伴而感到快乐幸福吗？悲伤这种情绪之所以强烈，正是因为它证明我们爱过，恨过，认真过。如果我连自己的悲伤都感受不到，我又怎么理解芸芸众生的悲伤？

其实，人生中的悲伤有很多种。活着的我们，可能都会有满满一抽屉的火车票，从一个地方到另一个地方的来回，最后一张代表再也不会去那座城市。有时候我们会想，一旦我们把痛苦的、悲伤的记忆封存了，那些痛苦和悲伤是不是就消失了？不，它们不会消失，它们一直在心里。但我知道，那曾经使我悲伤的一切，也是我热爱过的一切。

光阴如飞鸟落在我头上

再睁开眼时，自己正坐在医院值班室里停下敲打电脑键盘的手，透过玻璃窗静静地看着外边的世界。以住院医的身份担任临床一线的第二年，心中对医生这个职业的渴望与坚守，那股热情从未退去。这条路上见证过泪水、绝望、无助与死亡，也同样见证过笑容、感激、希望与恢复。在这样日复一日的情感冲刷中，原本以为自己会麻木，却没想到自己内心的信念越发坚定。

我爱医学是因为，
医学给了我太多感激、感悟与感动。
谢谢医学这条路陪我度过漫长的春夏秋冬。
我在想，
下次你给我的又会是怎样的隽永？

罗文浩

死，是另一种开始

在那个下午，我送走了医学生涯的第一位病人。

亲　友

病人直肠癌多发转移，情况一直在恶化。科室讨论中，大家一致认为病人命不久矣，于是便联系患者亲属，趁他还有精神，来见最后一面。

这是我实习以来参与管床的第一位病人，自己非常重视，也眼看他从刚入院时的和善可亲，逐渐变得虚弱不堪。作为一个实习生，我什么治疗也做不了，只能做些力所能及的跑腿的活儿，领着一个又一个亲属进病房探问。

第一个来的是病人的女儿。

"爸爸，你身体痛不痛啊？有没有想吃的？"女儿问。

"我没事，不用管我，你该干吗干吗。"病人说。

接着来的是病人的二弟，他面对着我们，讲起病床上的大哥这些年的艰苦经历：作为长子，他是怎样忍辱负重挑起全家的重担，又是怎样为了工作长期忽视便血，直到查出癌症。

之后是弟媳。床上的大哥问起："今天怎么这么多人来病房啊？医院不是要控制人流量，不让看护吗？"弟媳讲的理由有些拙劣，她说是开放日，大家有时间的就都来看看他。大哥也沉默着相信了。

最后来的是病人看着长大的侄子，两人相约，出院后一定请客庆祝。

越往后，患者的精神状态越差，慢慢开始嗜睡，甚至开始昏睡。病人亲属再来探视时，患者已经无法应答。我们都站在病床前，我与患者亲属面面相觑。

对方张开嘴想说什么，终究是一个字讲不出来，长叹一口气。

离　去

那天下午3点，我正在医生办公室翻书，恶补癌症相关知识，突然门外一阵骚动。护士来报，患者血氧掉到90，怎么办？上级回复很简短：放弃抢救。然后他开始写死亡证明，通知家属。

作为管床，我赶忙随着护士走出去。跟在后面的是科里的其他同学，我们帮护士收拾好器械，在患者床前围成一圈，目送他离开。

我们看着他的呼吸变成库斯莫尔呼吸，又深又大，然后慢慢减弱，最后停止，只有喉咙冒出呼噜噜的声音，有泡泡在那里产生又破灭，像一条陆上的鱼。

我们看着他双手撮空理线，两只脚踢来踢去，然后慢慢变得迟缓，只有手指偶尔抽动一下。

我们看着监护仪器，血氧从 90 掉到 80、70，直到零。

我原先以为，死亡是一个很快的过程。但事实上，我们等了很久，所有人都面色沉重。我问师兄师姐："你们以前有过这样的经历吗？"一个师兄拍拍我，说："都会有这个过程的。"

最后，我不那么熟练地拉了一张肢导联的心电图，每个导联上都是一条没有波澜的直线，写上时间，贴在病历上。

这就是我能为他做的最后一件事。

回到办公室，我感觉自己空空荡荡，无所事事。于是便又走出来，来到病房门前，看家属红着眼圈，为他清洁身体，穿上丧衣。

我看不下去，又退回办公室，呆呆坐着。

响起"咚咚咚"的敲门声，打开门，是患者的女儿在哽咽，泪水强忍着没有落下来："爸爸最后这段时间没有太多痛苦，谢谢你们的努力。"

再后来，我是怎么下班的，如今已经没有印象了。我只记得胸口堵堵的，从医院回宿舍的路上骑着自行车，很慢。

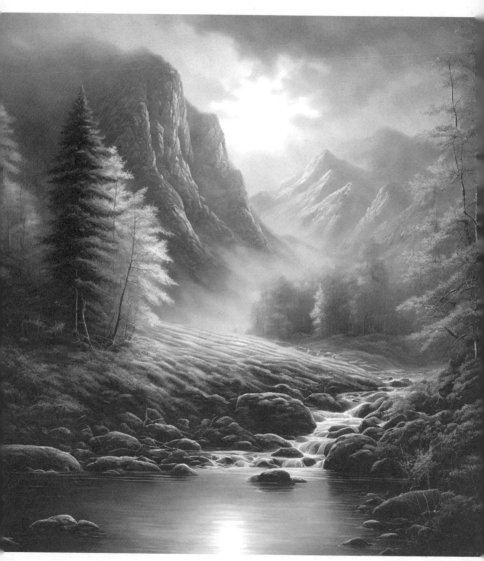

一切都还不晚

耳机里循环播放着梁博的《我不知道》:

星星和月亮一起闪耀

驱散了孤独和寂寞

洒向黑暗的每一秒

也会把你照耀

受伤的孩子不再哭闹

疲惫的人不再奔跑

又看到你开心地笑

仿佛什么都不知道

那天下午,风很大,哭起来,眼睛很冷。

生与死

学医后,随着阅历增加,我渐渐对生命的脆弱和所承受的痛苦有了更清晰的认识。

去年冬天,爸爸工作时砸坏了手指。我去骨科医院陪床,在那里见到了各种各样的病人。

有农民用铡草机时把手斩断,做完手术,肿得像个包子,一片紫黑;有老阿姨锄地时把脚锄断,整天跟儿子聊家长里短;有小孩摔骨折了,每天早上输液时哭闹,下午却像个没事儿人一样玩手机。相比而言,我爸算轻的了,但饶是如此,三天一次的换药都会让这个从不喊累喊疼的大男人闭眼皱眉。

在此之前，生命是满大街泛滥的常见品；在那之后，加上病房轮转的所见所闻，在我眼里，生命慢慢变得珍贵起来。

平时，人是看不到它的，只有在底片的黑中，才能反衬它的白：这深邃的黑是白中带红的痰，是颤巍巍的手，是含糊不清的音节，是变形的关节，是绞成一团的小腹。

这种黑白的对比让人害怕，让人后悔，但也让人学会珍惜生命和健康。

问　题

有人说："没有重症洗礼，不见真实生死者不足谈医。"

以前我听见这样的话，只觉得不过尔尔。而现在有了这样的经历，我对这句话深信不疑。

经历过死亡后，我的医学生涯才算真正开始。从这一天起，我真正意识到自己所学将来是要实打实派上用场，救人一命的。学不扎实，练不娴熟，真正面对问题时掉链子，丢掉的就不再是试卷上的一两分，而是患者的生存可能。

死，是生的开始。见生不见死，对生的认识也会欠缺；既见生又见死，才能真正体会到生命的宝贵，并为此付出努力。

王白水

未来杳如迷雾，
前路以爱为灯

"中国脊柱外科的一颗明珠"意味着什么？错综复杂的疾病表现，反复讨论的手术细节，面对是否手术的纠结与无奈……在这背后，有多学科的医生团队尽职尽责准备各种治疗方案，有患者的整个家庭给予她毫无保留的爱与支持，有许多人托举起一个小女孩的未来，鼓起勇气面对未知的结局。

这是一个充满爱的故事，这也只是一所医院的一间小小病房里持续上演的真实生活。

——"协和八"编者

巨大的不定时炸弹

"如果手术成功，这将是中国脊柱外科的一颗明珠。"教授这样评价我们组里一位小患者的手术难度。

欣欣自出生起就患有 Klippel-Feil 综合征（颈椎先天融合畸形），主要表现为短颈和斜颈，脖子的活动范围只有常人的 1/3。一家人带着她四处求医，在她 8 岁的时候，到了我们医院。

即便是经验丰富的医生看到她的影像结果，也会倒吸一口冷气：颈椎的前两节椎体与颅骨融合，余下的椎体压在一起，已经分不清哪节是哪节了。椎动脉弯弯曲曲，在畸形的骨块旁行走。变形的骨骼和软组织一起，勉强支撑着头颅，但随着孩子的长大，头颅重量也日益增加，稍有不慎就可能压伤脊髓，导致休克、瘫痪等不可逆的严重后果。这就像脖子上顶着一个巨大的不定时炸弹，压弯了医生的眉头。

"医生要敬畏手中的刀"

入院后，医生团队为她安排了全面的检查。影像学的数据结果被建成了 3D 模型，骨骼血管模型被生物打印复现。手术团队拿着模型比画了一周，老师们闭着眼都能知道这段严重畸形的骨骼和行走其间的神经血管的位置。多学科会诊上，兄弟科室的专家们也出谋划策，为欣欣的手术保驾护航。

科室的大会议室见证了太多次的讨论，阳光从窗帘间挤出一道缝，洒在医生身后，静静地听着表面风平浪静实则暗流汹涌的讨论。医生们的白大褂仿佛被镀了一层光，分外圣洁而温暖。

教授从手术步骤的先后顺序讲到手术器械的型号和转速参数的理想范围，从保护血管的"猫挠式"手法讲到每一颗钉子的固定位置，从每节椎体的解剖标志识别讲到生物力学和功能体位恢复。

他说："问题已经摆在这儿了，我们只有往前走。事先考虑得越全面，手术时就越顺利。你要头上有思想，手下有活儿。你不努力，准备不充分，就是自己害自己。医生要敬畏手中的刀，用得好，是救人；用不好，就是杀人。我们可以无知，但绝对不能没有良心。这个家庭是非常值得敬佩的，他们本可以再要一个孩子，但是并没有，而是带着这个孩子到处求医，把所有的爱都给了她。他们是非常朴实、非常纯粹的人。我们能多做一些事情就多做一些吧，可怜天下父母心啊！"

科室紧锣密鼓地准备着欣欣手术所需要的器材：为儿童特制的手术床，可以术中进行头颅牵引的器材架，保证舒适度的头环，准备用来填塞的骨粒和生物材料……

手术，做还是不做？

该做术前谈话了，欣欣的奶奶和爸爸来到医院。

欣欣一看到奶奶，眼睛一下子亮了起来，用稚嫩的奶音喊着"奶奶"，跑着扑到了她的怀里。乌黑发亮的眼睛扑闪扑闪着，像只快活的小燕子。

第一次术前谈话，欣欣的家人得知手术的难度以及术后脖子完全固定的结局之后，陷入了深深的纠结，决定过一阵再给医生一个答复。

再次谈话时，我差点儿没认出来这个牵着奶奶的手，安安静静站在窗边的小姑娘。她也做好了术前准备，一头乌黑的秀发不见了，秀气的脸上一双茫然的大眼睛不知在看什么。背后的阳光簇拥着她，照进谈话室的角落。

她的家人最终还是没能下定决心做手术，决定暂时观察一段时间。

我叹了一口气，可能是为已经做好的种种方案没能派上用场而叹气，也为她可以暂时不用面对巨大的手术难度和风险而松了一口气。

"勇敢地面对现实，是做人最大的勇气"

后来，教授再次来到欣欣的床旁，仔仔细细地给欣欣进行了不知道是第多少遍的查体。

他语重心长地对陪护的妈妈说："家里人做出这样的决定，我非常能够理解。虽然在医学的角度上，这个手术对她而言是十分有必要的。我们做一件事，要权衡利弊。利大于弊，就去做；利小于弊，就不做；利弊相当，就观望。还有一件事，就是风险。世界上任何事物都无法避免风险。手术可以不做，治疗不能停。我们会为她量身定制适合她的一种矫形背心，这有助于她的矫形。这个可能会让其他的小朋友有些奇怪，你觉得她可以适应吗？"

"可以的，小朋友们都比较友好，也很照顾她。"欣欣妈妈说。

教授点了点头，说："这次手术不做了，并不意味着治疗结束了。我们后续会进行随访，你如果有进一步治疗的意愿，可以随时联系我们团队。我们也愿意承担这个风险和责任，尽我们的最大努力去做好。你们做父母的真的很让人敬佩！"

教授转向我们，铿锵有力地说："勇敢地面对现实而不是逃避，是做人最大的勇气。"

他说着又拍了拍欣欣的肩膀，说："你也很勇敢！这虽然是个困难，但是我们不能怕。以后人生的路很长，无论是学习还是生活都不能害怕，知道吗？你有很爱你的爸爸妈妈，他们把全部的爱都给了你，没有要弟弟妹妹，不舍得让你少一点点爱，一点都没有放弃你。你和我们没有两样，一定要记住这一点。"

女孩乖巧地点了点头，纯澈的眼眸依恋地望向妈妈。一向平静的妈妈此时眼眶里也氤氲着晶莹的泪光，紧咬着嘴唇不发一言，只是全神凝望着她的宝贝。我也忍不住红了眼眶，鼻子酸酸的。

阳光从窗外倾泻而下，轻轻摩挲过洁白的床单，缓缓淌下，蔓延到地板的每道缝隙，仿佛刻下那铿锵的诗句："我要用手指那涌向天边的排浪 / 我要用手掌那托住太阳的大海 / 摇曳着曙光那支温暖漂亮的笔杆 / 用孩子的笔体写下：相信未来"（食指：《相信未来》）。

回到办公室，教授不忘鼓励我们说："虽然没有做手术，但是我们的努力并没有白费，琢磨出了一个最适合她的手术方案。只要不成功就需要努力，只要不成功就需要再努力！这个努力是双向的，有医生的努力，也有他们的努力。这个病人我们不要丢了，密切随访。他们需要我们的时候，我们就在。"

大家认真地点了点头，继续投入其他的临床工作中。

"都好好儿的！"

因为不做手术，第二天欣欣就要出院了。

临走前我还是没忍住跑去看看她，把她妈妈拉到一边，跟她说："虽然我没有孩子，但是我对您特别感同身受。虽然她可能还小，还不会表达，但您真的是一位特别特别伟大的妈妈。我们的目标是一样的，都是希望她好。如果她以后有任何需要，随时联系我们。希望她以后好好儿的。"说到这儿，我们俩的眼眶都红了。

欣欣妈妈说："谢谢曹大夫！你们为欣欣做的一切我都记在心里，也希望你们一切平安顺利，咱都好好儿的！"

我用力点了点头，赶快扭头离开，生怕下一秒没忍住，眼泪就夺眶而出了。

我脑海里不断闪现着带她做检查，带她去遗传门诊咨询，带她拍照片，考她加减乘除的场面，耳畔依稀是那首感人至深的《时间都去哪儿了》。此刻我真希望全世界所有的爱，命运所有的幸运，都眷顾这个歪着头冲你咯咯笑的小孩子——

记忆中的小脚丫
肉嘟嘟的小嘴巴
一生把爱交给她
只为那一声爸妈
…… ……

曹馨元

脱下白大褂进病房，我看到一个不一样的世界

作为医学生，我们在家属患病的时候可能会碰到两种困境：一种是，自己的判断和努力不被信任怎么办；另一种则是，如果被信任，自己应当如何担当起这个角色。这个故事的主人公，遇到的就是后一种情况。这个过程中直面现实的所见与反思，或许会比数年的坐而论道带来更多启迪。也希望这个故事能给你带来一些不一样的思考。

——"协和八"编者

大约是在 2020 年 3 月，姥姥摸到自己的下颌骨上出现了一个包块，并逐渐出现疼痛的加重。来到协和，考虑性质待定，取了病理活检。当时我还没有进入临床阶段，正好在学习病理课，总论上的一句话"病理是诊断的金标准"，让我觉得病理科是临床的终极答案。但姥姥的诊断似乎并没有我想象中

的那么顺利，病理结果被送到很多家顶尖医院会诊，仍然没有明确的答案，只有一家医院给出相对明确的骨肉瘤诊断。

我们决定手术，术后大病理证实了瘤是恶性的。手术很成功，病理切缘也是阴性的，但由于术后影像还有异常信号，所以姥姥还需要继续接受放疗。

站在医生的角度来说，给肿瘤患者进行放疗、化疗是司空见惯的治疗方式。但作为患者家属，我第一次意识到，许多临床决策真正在患者身上实施的时候是会给他们带来伤害的。说起来轻巧的放疗，虽然只是用射线照射肿瘤区域，也会给患者带来相当严重的副作用。由于颌面部位置的特殊性，姥姥接受放疗后出现了很多口腔溃疡，影响到她的饮食和生活质量。尽管进行了解剖结构的重建，但术后外观的破坏和功能障碍还是极大加重了姥姥的心理负担，这对于老人家的确是一个很大的打击。到后来，姥姥对于整体的治疗都很消极。

术后一年，姥姥自行停止了随诊。2022年春天，她因为头晕在急诊筛查头CT时扫描到了手术区域，提示复发。这一次，外科医生评估的结果是手术意义不大，而推荐做PD-1免疫治疗。

当时姥姥病情的真实情况我们全家人都知道得比较清楚，但姥姥只知道自己是恶性肿瘤，并不知道已经复发，或者有可能她自己也清楚，只是没有跟我们讨论过。这次复发之后，其实我的内心里已经有预期了，也会想，姥姥最终将会是一个什么样的结局呢？我一直是一个比较冷静的人，倾向于相信冷静的思考和决断才能够更好地帮助姥姥，当时我自认为想到了最好和最差的结局，无论什么结果都可以接受了。然而，结果似乎一直都在意料之外。

在 PD-1 治疗进行到第二个疗程的时候，我发现姥姥的肌肉力量在逐渐下降。她经常感到无力，提不起东西，到后来甚至抬头都有困难。但一开始，我只觉得她是由于吃得太少了营养不良，因为那段时间她每天吃的东西实在是很少。直到后来一天，姥姥睁不开眼睛了——联想到 PD-1 的免疫机制，这时我才意识到可能是重症肌无力。但当时我们家处于被封控的状态，我不能带姥姥去医院，只有和姥姥每天待在一起。有一天，我发现姥姥呼吸深快，脉搏有频繁的早搏——而在此之前姥姥的心脏一直很健康。于是，我当时就拨打了 120，要求出管控区去急诊看病。比较幸运的是，当时协和还收来自管控区的病人。

心电图做出来，姥姥有频发早搏，心肌酶也显著上升，可能是 PD-1 相关心肌炎。在此之后，我就开始了全程的陪护，那段时间里我见到了这辈子最多的室性心律。

在急诊留观那一晚，周围的环境是很差的，嘈杂、拥挤，卫生条件也不好。陪床时我更加意识到，病人的状态和所处的环境有非常大的关系。在隔离病房尚稳定的姥姥出现了一晚上的室性心动过速，烦躁不安。

后来的一切在我的记忆里有些杂乱。姥姥被收进了心内病房，逐渐转窦，心律失常得到了控制。由于呼吸肌受累的表现逐渐突出，姥姥对氧疗的需求越来越高。由于肿瘤导致的张口受限，姥姥下了胃管，但随之出现了谵妄。一天晚上姥姥突然出现了Ⅱ型呼吸衰竭，上了呼吸机辅助呼吸。从此之后，姥姥出现了肺性脑病导致的意识障碍，几乎再没醒来。我们请了缓和医疗会诊。最终我们决定放弃插管和转监护室，只用鼻导管，也拔掉了胃管。最后一天，在给姥姥翻身的时候，她出现了痰堵，之后去世了。

其实时隔这么久，我一直没有跟太多人说过这件事，可能只有周围少数的同学了解当时的情况。可能是因为事情发生之后，我也一直在反思，整个过程中自己哪里做得还不够好。如果一发现姥姥抬头无力的症状时就出封控区来急诊看病，能够早一点发现她的心肌酶升高，或许姥姥就会因为较早的干预而不至于发生之后的疾病进展……不过不可以再重来了。我之后也反思过，自己给姥姥的情绪支持会不会太少了。由于一直忙于做一个"冷静的家属""冷静的医学生"，我与姥姥的交流似乎也是不够的，每天盯着监护仪的时间似乎比看着她的时间更多。如果当时能多关心她，多跟她聊聊天，说不定也会让她更好受一点。

现在，我觉得我已经可以分享这件事情了。成为一名医生的路很长，而在这八年内，相比于见习和实习，我觉得作为病人家属的这一段经历，可能对于我如何成为一名好大夫的认知产生了更大的影响。首先，转换一个角度参与病房生活让我看到了更多的东西。我意识到做患者家属是很辛苦的一件事。家属承担了非常多的压力，在日常的陪护工作之余，还要承担和医疗团队、患者两方面沟通的压力，可能还有经济方面的负担。因此，医生应该再多给家属一些关照。另外，在病房中看到很多运转细节后，我会觉得护士才是"病房的主人"。医疗绝对是一个团队协作的过程。像是困难气道的吸痰，给病人拍背和翻身，每一条医嘱的执行，每一次执行时的宣教和安慰……护士的这些护理过程看似细微，但往往正是这些细微的差异大大影响了预后。

另外，回归现实，我仍然觉得住院医对于患者的关心是不足的。或许早晚看一下患者，再跟随领导查房，一天能够见病人四次已经算是比较负责。而作为家属在身边陪床时，我能感受到，病人的病情进展和情绪变化整个动态、连续的过程，是

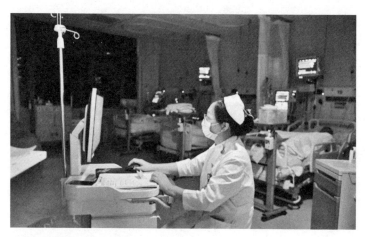

夜班是大多数临床医生和护士的必修课

个别时间点的取样完全无法替代的。而基于几次短暂的见面、检查和检验的结果来对患者进行临床决策和人文关怀，是容易产生偏差的。做过家属后，我越来越明白为何医生有时不能理解患者和家属看待问题的角度。但即便如此，当我又投入到临床工作中时，忙碌、痛苦的工作让我没有时间，也顾及不到曾经很重视的人文关怀、医学伦理等问题。医生承担的高强度工作也令他们无暇提供病人所需要的关怀，更遑论对于家属的情绪支持了。

最后，在姥姥住院的过程中，我作为一个有一定临床经验的本院医学生，也参与了一些临床决策过程。这也是医学生作为家属常有的状态，即试图用自己可能并不充足的医学知识提供一些建议，但这也会陷入身份很难摆正的困境。凌驾于家属身份之上的决策或许能给亲人多带来一点希望，但不够成熟的决策带来的也可能正好相反。这是理性和感性的交锋，会让人陷入希望亲人多得到照顾和怕给同事添麻烦的两难境地。

反思和回味这段经历不是一个很容易的过程，但我现在觉得，或许这也将会是我成为自己心目中的"好医生"所需要承受的磨炼吧。

实习 N 医生

内分泌科实习：在激素的大海中航行

在经历了漫长的读书、考试，熬红了眼的夜和懵懵懂懂走马观花的见习学习后，八年制的医学生带着过早后退的发际线终于走到了他们校园生活的倒数第二站，也是进入医院工作前的预备阶段——实习。

实习，是医学生走进临床的重要一步，是他们从旁观者变成参与者的转折点。实习是一次难得的学习机会，让他们在实践中汲取知识，锻炼技能。通过实习，医学生可以深入探索疾病的奥秘，掌握诊断和治疗的方法，并且在专业医生的带领下，亲身体验医者的责任和使命。

2023 年 3 月，我成了一名实习医生，走进北京协和医院内分泌科病房。虽然不是第一次接触内科病房，但作为实习大夫，这确实是头一次。

我战战兢兢，同时又在心底里给自己鼓劲，希望能突破之前给自己划定的"学生身份舒适区"，真正作为一个临床工作者去面对患者，面对家属，面对上级，面对同事，主动地承担临床工作，主动地学习，并学会如何和患者、家属沟通、交流。

《叙事医学：尊重疾病的故事》一书中写道："叙事医学能够搭建起患者与医务人员之间的理解之桥，让他们意识到自己都是同一条旅途上的旅者。"叙事医学是医学领域的一种创新，它倡导通过聆听和解读患者的故事来增强医生的共情力、职业精神和自我反思。叙事医学的作用多样，也能帮助医生自我成长。

作为一名实习医生，我既是学习者，也是医务工作者。在结束一个月的实习之际，我想用叙事医学的方式来记录我与患者共同经历的旅程。

我的瘤子到底在哪里？

北京协和医院内科有着严格的教学要求和缜密的教学安排，对于实习生而言，就是要掌握内科疾病的诊断和治疗方法，锤炼临床思维和决策能力。

病房中直接带教我的上级医师为一位内分泌科的住院医师，她在内分泌科有丰富的学习和工作经验；在诸多直接管理病人的住院医师之上，是管理病房的主治医师和代主治，他们会进行每日的查房和诊治。

在主治之上是拥有多年临床和教学经验的各个专业组的专

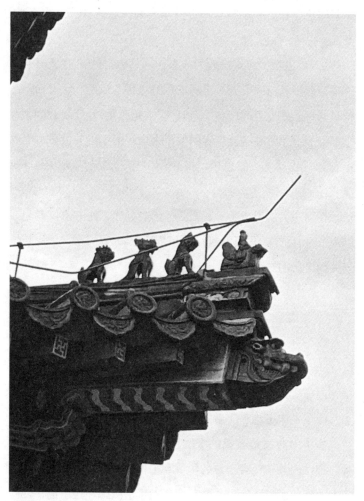

有深厚底蕴的协和

家、教授。除了专家、教授的定期查房外，内分泌科每周三下午还会在阶梯教室进行全科的大查房，所有专家、教授及住院医师会聚一堂，共同讨论分析临床上的疑难病例。

来到内分泌科病房的我，既是刚开始接触内科诊疗工作的懵懵懂懂的实习医生，也是众多专家、教授保驾护航、倾囊相授、耐心指导的学生。我深知这学习机会的宝贵和难得，因此按照内分泌腺体的种类为自己制定了学习目标，并积极承担病人入院后的病史采集、查体、病历书写、查房汇报等工作。

对于实习医生来说，在这里处处是学问，处处可学习。而对于病人来说，一旦踏入协和医院，他所面对的就不再是一个学科的医生，而是多个学科的合力攻关。

她是一位 30 岁出头的小姐姐，来自内蒙古赤峰。她入院前，我在电脑中快速浏览了她的门诊记录，发现她是经过多学科团队会诊后决定收住院的患者。在多学科团队会诊中，协和垂体协作组的多名专家对她的病情进行了详细的讨论和评估。

她是一个人来住院的，身材矮小，大概只有一米四出头，脸和肚子都是圆鼓鼓的。她戴着口罩和我交流。"可以摘下口罩吗？"我问道。

她有点害羞拘谨地把口罩摘了下来，露出圆圆的脸、红扑扑的脸颊。她唇上还有一层毛茸茸的汗毛，一双眼睛水汪汪的，脖子后面隆起一个大包。她的四肢却与身体主干形成鲜明的对比，细长而散布青紫。

"最初是怎么起病的呢？"

"我大概从青春期的时候开始发胖，一直没当回事儿。我的脸也红红的圆圆的，我还以为就是红血丝。而且我很早就不长个儿了，其实我爸我妈不矮。"

"直到去年吧，我体检发现血糖特别高，就去我们当地医院内分泌科检查。医生给我诊断了糖尿病，还给我查了一系列的激素，说我皮质醇特别高，不过拍了片子说不能确定是不是垂体瘤，片子上没有发现垂体有肿瘤。"

"正好北京天坛医院的大夫去我们赤峰做脑血管病什么的介入援助，那边医院就周末安排了给我做插管的取血。然后他们就觉得看不了，让我来协和看病。我就挂了这儿的神经外科的号。"

在门诊 MDT 的讨论中，内分泌科、神经外科、放射科等多学科的专家讨论分析她的病情，评估她的诊断和多系统受累的情况。定性诊断方面，她在外院把血皮质醇、节律、小剂量地塞米松抑制试验都做了，可以明确诊断为库欣综合征。定位诊断方面虽然促肾上腺皮质激素（ACTH）升高了，大剂量地塞米松抑制试验也抑制了，然而外院影像学检查结果中却没有什么提示。门诊重新完善的垂体增强核磁也没有什么新发现，好在岩下窦静脉取血的结果是高于切点值的。

因此，最后专家们的意见是入院完善 5T 核磁和其他相关检查，以明确定位诊断，评估这个分泌 ACTH 的肿瘤究竟是位于垂体，还是垂体外的其他组织。

"补充问一下你的病史方面。你月经规律吗？"

"不规律。开始还能来月经，去年吧，查出血糖高之后，我月经来的次数就越来越少了。上次来是在半年前了。"

"嗯，那你结婚了吗？有孩子吗？"

"嗯，结了，不过还没有孩子。"她忽然抬起头，水汪汪的大眼睛看向我，小心翼翼地问道，"是不是找到这个病灶切了的话，我要小孩儿也更容易一些？"

"理论上是的，如果我们能找到这个病灶的话。"

她抬起头，眼睛里仿佛燃起了一种希望，喃喃道："真希望能找到这个肿瘤到底在哪啊。"

在放射科的努力下，她完善了5T核磁。这是一个科研项目，需要在这方面具有丰富经验的专家在繁忙的临床工作间隙，额外花时间进行结果解读。5T核磁结果回报：垂体右翼有可疑低信号占位。

结合外院岩下窦取血的阳性结果可以推测，这个分泌ACTH的肿瘤很有可能是位于垂体的可切除的肿瘤。我们又积极联系神经外科具有丰富垂体瘤切除经验的教授。教授评估该患者可行经鼻蝶窦垂体瘤切除术，并最终敲定了这位患者在几周后的手术计划。

她出院前的那个下午我去病房看她。阳光和她入院时一样灿烂，她的脸还是红扑扑的。她坐在床旁，脸上充满了寻找到答案的宽慰。

这份答案是由多学科的医生们合力书写的。在这里，多学科携手诊疗使医疗变得更加高效和精准，也给了患者更多的希望和信心。

胸闷十年，我不是心脏病

胸闷是一种什么感觉？你会感到胸腔上放着一块巨石，压抑、憋气、不适，像浸在水里，呼吸困难。

而我实习收的一个病人，经历了整整 10 年这样的夜间胸闷。

她很瘦，短头发，50 多岁，大概 80 多斤的样子。

她家在甘肃，就是踏踏实实种地的农民家庭。她普通话很不好，她说的很多话我都需要侧耳倾听，甚至需要她丈夫翻译。她说从 10 年前就开始胸闷了，每次在夜里、饭后或者劳动后出现。

有一次她吃完饭，胸闷变成了胸痛，直接吐了刚吃的饭，家里人送她去了当地医院看急诊。急诊处理得很积极，心电图、心肌酶查了，冠脉造影也做了。

没有发现明显异常。

"然后呢？"我问。

然后她就继续忍受。忍受着这样的胸闷，直到后面又有了心慌。

后来她又一次因为胸痛去了医院看病，这次去了更上级的医院，心电图不正常，出现了多导联 ST 段的抬高。她又做了冠脉造影，没有发现什么问题。当地大夫觉得不对劲，收入病房查找病因。找来找去，找到了，确实肾上腺有个肿物。

她和丈夫坐了很久的火车，来到了北京。

她在门诊完善了血尿的儿茶酚胺类的检查。住进病房，渐渐也明确诊断：嗜铬细胞瘤、儿茶酚胺性心肌病。

我的带教师姐嘱咐她每日监测自己的血压，虽然她血压一点也不高，但卧立位血压变化还是比较大的。她丈夫认认真真在表格里填入每天几个时间点监测的血压。

根据检查结果，她是要做手术的。因为嗜铬细胞瘤是一种受刺激就会分泌大量儿茶酚胺类激素，会影响到生命体征的肿瘤。她还需要在术前吃一段时间的药来调整她的原发病，以确保手术的安全。而且外科手术排得实在太满了。

所以她面临的情况很有可能是出院排队，在北京等着或者回甘肃等着，等着排到自己再手术。

师姐向她解释了这些复杂的现实情况。

她没有说话，甚至连嘴角都没有向下撇，只是干瘦的脸庞上眼睛开始红了，然后就愣愣地滚下了眼泪。

我的心被攥住了。不用她张嘴，不用她丈夫解释，我已然明白她所有的苦楚。

她怀抱着巨大的希冀赴京看病，希望能够解决10年的顽疾，花费了对她来说大量的金钱成本，丈夫也停下农活来陪她看病，结果却还要继续等待……留在北京，食宿很贵；回甘肃，来回路费也不少。

从主治、师姐到我这个实习医学生，都在办公室里抿起了嘴。在大家的共同努力下，老师们积极请会诊，再多次联系外科，层层沟通，为她争取到了参加外科大查房的机会，最后争取到了转科手术的机会。

忍受苦难，是常常被歌颂的美德，却也是现实情况下"不得不如此"的选择；一个很有可能根治的疾病，让她忍受了整整10年胸闷。10年里多少个日日夜夜的痛苦，个中滋味，悉数被不到20字的主诉概括。

临床中寥寥千字的病历，在现实世界里可以铺展开多少家庭和个人的悲伤无奈与痛苦煎熬。

沉默的高钙血症

"你是在诊断再生障碍性贫血行干细胞移植术后每年复查的时候，都发现自己血钙升高，对吗？"

"是的。"

"我刚才说的一系列症状，如尿中排石、血尿、骨折、骨痛、恶心呕吐、没胃口等，你确认都没有吗？"

"是的。"

这次收的这个高钙血症病人真是让人摸不着头脑。

眼前是一个17岁的男生，体型中等，个子也不矮，有178厘米，脸两颊有点泛红，估计是干细胞移植之后吃糖皮质激素的结果。

这是一个在外院反复查甲状旁腺超声和甲氧基异丁基异腈

显像（MIBI）都没有提示甲状旁腺占位的年轻患者。虽然既往史丰富了点，但现病史写起来还是蛮短的。血钙升高，甲状旁腺激素同步升高，却没有明确定位诊断。

简短的现病史，简短的首程讨论。我不禁思考，他入院是做什么呢？这样的病人该怎么办呢？

该患者为慢性病程，两年中多次查血钙都高，高钙血症诊断明确。高钙血症分为甲状旁腺素依赖性的和甲状旁腺素非依赖性的，这个患者在血钙升高的时候，甲状旁腺素也同步升高，因此甲状旁腺素依赖性高钙血症诊断明确。

在排除了由于长期低血钙、高血磷引起的三发性甲状旁腺亢进，且排除了极为罕见的异位分泌甲状旁腺素肿瘤后，该患者考虑诊断为原发性甲状旁腺亢进可能性最大。

我写的"首次病程记录"中关于病因部分的讨论就到此为止了。

然而，主治和代主治查房口述上级医师首次查房记录时继续展开了讨论，"原发性甲旁亢分为散发性和遗传性，遗传性占比5%—10%。该患者起病年龄较小，需高度警惕遗传相关甲旁亢。"而后开展了多达8种遗传性原发性甲旁亢的鉴别诊断。

我实在记不下来了，只能默默打开录音，等着午休的时候听录音整理首查记录，同时恶补工作群里发的有关遗传性原发性甲状旁腺功能亢进症的资料。

录音中上级医师在鉴别诊断时突然敲黑板强调："外院查

尿钙不高，要警惕家族性低尿钙性高钙血症（FHH）。可以通过计算尿钙／尿肌酐清除率初步鉴别，若小于 0.01，可提示 FHH 的可能。"

我又去看病人。他在盖着被子睡觉。

除了血钙高一点，他确实哪儿都挺好的，原来的病也恢复得不见踪迹。接下来的几天，他做了各种血和尿的检验，也穿梭在各种显像检查中。

仍然没有找到病灶。

在血钙、24 小时尿钙、血肌酐、24 小时尿肌酐水平的检查结果都出来的那一天，仿佛谜底揭晓一般，我们去计算他的尿钙／尿肌酐清除率，竟然只有 0.002，真的小于 0.01，提示 FHH 可能。

诊疗的过程全面、缜密、高效而又精准。

去给他抽血准备做基因检测的那一天，我还在震撼中。经过简短的现病史陈述、意外的首查、意外的计算结果，基本确定了病因，然后就是抽血送基因检测了。虽然基因检测还没有出结果，但他大概率可以不用手术了。因为这种 FHH 的患者多数都是无症状的高钙血症，对生活质量的影响不大，且手术效果不佳。

观其大略，见微知著。临床医生的最高技术是他们的大脑。

悬在鞍区的利刃

"师妹，今天你要收一个肢端肥大症初治的患者。这很难得，我在规培的时候都没收到过一例初治的。"

"好的。"

带我的师姐很认真负责，每次我要收某个没怎么接触过的病种的病人之前，她都会带我先捋一遍这种病的临床表现（尽量与机制同时讲）、查体体征、诊断方法、鉴别诊断、治疗。

每一次被这样灌注知识的时候，我都会深深折服，转念又一想，像师姐这么优秀的临床医师，还需要十几年甚至数十年的周转磨炼，需要日复一日的学习和进步，临床工作真是需要长期投入和坚持不懈的工作啊！

这是一个快 40 岁的大哥，他最近几年发现自己口唇增厚，鼻翼稍增宽，手足变大，鞋码足足大了两个号；枕部的头皮还能摸到高低不平的褶皱；夜间打呼噜，偶尔憋醒。

"能给我看看你前几年的照片吗？"

他从手机里找到他 10 年前的照片，长得有点像演员张译，而现在已经完全变成了另一个模样。

在外院查到生长激素升高没几天，他就来我们医院了，还没有完成垂体核磁的检查。

说到核磁，他问："是不是做住院开的核磁就行？门诊给我开了，我能去退吗？"

"只要你不去做，确实能退。"

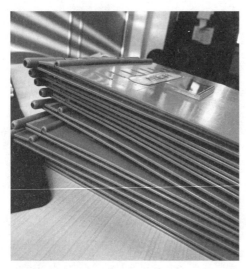

每一本病历夹都是一个故事

"什么时候退都行吗？过了门诊之前预约的检查时间，也能退吗？"

"能的。"

他仿佛如释重负，松了一口气。

我又问他最近精神怎么样。他说容易打盹儿。原来开车能开几百公里，现在开 100 公里就会犯困。我当时忍不住脱口而出："那好危险啊！"他咧咧嘴，没说啥。

问婚育史的时候，他说他有两个女儿（嘴角不自觉泛起微笑）。

给他查体的时候，我发现他有先天的漏斗胸。在他胸壁上放心电图导联的时候，导联需要在他的胸膛上像过山车一样先下坡再上坡。

第一次垂体增强核磁共振拍完了，报告还没出来，正好中午只有我和加班的住院医师姐、进修老师三个人在。我激动地用颤抖的手打开图像，对她们说："我这个临床菜鸟也要试图在垂体里找瘤了，可能有难度，但试试看。"她们也凑过来："我们也学习学习。"

三颗脑袋凑在了屏幕前，进修老师先下结论："不用分辨了。"

是垂体大腺瘤，有两三厘米那么大，正常垂体本身也就一厘米多一点。

这么清楚，是不用找预想中难以分辨的瘤子了，但我突然感到很难过。

我知道他家里并不富裕，填表时"工作"一栏他写的是"农民"，看起来工作也很辛苦，一双手掌上满是干力气活儿留下的痕迹。他做垂体增强核磁，需要家属陪护。家属问能不能再多陪护一晚，因为做完检查没有回河北的车了，住宾馆实在太贵了。

巨大的垂体瘤分泌的过多的生长激素，导致了他容貌和肢体的巨大改变。然而这一切在日常繁重的工作中显得无足轻重，直至去年血压升高才开始就医。

这个月我开始学习早交班，需要交代新病人的值班注意事项。"警惕垂体卒中"，是对于垂体大腺瘤病人必加的一句话。而在过去很长一段时间里，垂体卒中的这把利刃就这样一直悄悄悬在这个大哥的鞍区。

想到这种可能，我不禁冷汗涔涔。

"在检查结果出来之前，我能不能把垂体卒中的可能加在值班交代事项里呢？"我在内心默默问自己。

虽然这次没事，但下次呢？

这不禁让我想起，《协和内科住院医师手册》中有这样一句话："没有突然的病情恶化，只有突然的病情发现。"在两年前，由内科范洪伟教授带领的诊断课教学天团给我们上诊断课的时候，要我们在问诊、查体、辅助检查分析、诊断等每一个步骤都以最高标准要求自己。在辅助检查结果出来之前，我是否可以做得更多，考虑到更多可能性？

每次在走廊遇到这位患者时，我都会想起上面的思考。

出科后，师姐告诉我，这个大哥转入神经外科做手术后肢端肥大症得到了完全缓解，我悬着的一颗心终于慢慢放了下来。

与历史握手

在实习工作中，我常常感到自己处于历史与当下两个时空的汇合点。而这种感受在我收治低血磷性骨软化症的患者时达到了顶峰。

在刚入学协和八年制时，我就曾在院史馆浏览过张孝骞教授通过细致查体最终明确诊断一例肿瘤性骨软化症（TIO）患者的故事。1947 年，国外的 McCance 首次描述了 TIO 这种疾病。1959 年，Prader 等人最先报告肿瘤是骨软化症的致病因素，患者在肿瘤切除后，病情得到缓解。

1980 年，北京协和医院张孝骞教授报告我国首例 TIO 病例。张孝骞教授坚守着"治人而非仅治病"的初心，在临床中牢记四个字——戒、慎、恐、惧，在疑难杂症面前出奇制胜。他曾经在患者右侧腹股沟摸到了一个不显眼的肿块，立刻意识到这就是症结所在。经病理切片证实，肿块是一种能够分泌激素的间叶瘤，由于它的作祟，患者全身钙磷代谢紊乱，造成骨质疏松，引起多发性骨折。2004 年，北京协和医院首次用奥曲肽显像发现 TIO 肿瘤。

我在即将出科前，负责了一例初治的低磷骨软化症患者收入院工作。他是一名 20 多岁的青年男性，起病 2 年。起初只是感觉腰疼，后来渐渐出现了骨折、身高变矮 7 厘米、乏力、活动受限的表现。

外院的辅助检查提示他血磷明显降低，碱性磷酸酶显著升高，并且在此种情况下尿磷的水平仍然不低。

"起初我去看病，医生怀疑是强直性脊柱炎，后来又说不是。然后第二家医院说是肝豆状核变性，还做了基因检测，也不是。有个大夫说协和可以看这种病，能做某个检查，找找有没有肿瘤，我就来了。"

"我现在走 50 米远的路就感觉腰特别疼，睡觉侧躺的时候也觉得胸廓疼。"

查体时，我尝试在他身上寻找软组织肿块，但遗憾的是并没有摸到。回到病房与师姐讨论病情时，我提问："这类病人找到肿瘤后，如果能够切除的话，除了变矮的身高不会再恢复，很多疼痛和活动受限能够得到缓解吗？"得到肯定的答复后，结合面对真实病人的触动，我突然有了一种自己与历史中的临床大家握了下手的奇妙体验。

协和有三宝：病案、教授、图书馆。在病例中与老教授们隔空握手，感受他们在众多辅助检查技术尚在起步阶段时用自己细致的问诊查体、缜密的临床思维诊治患者的情境。

我置身于此种情境，深知前人付出良多，将宝贵的经验代代相传，并积累进步。作为后辈的我更应从中汲取知识和精神力量，在临床诊疗中"如临深渊，如履薄冰"，踏实向前。

结　语

我在内分泌病房的实习结束了，收病人入院共15例，完成病人的病史采集、查体、病历书写，完成入院、首程，并由上级医师审核修改、梳理诊疗思路，整理首查、病程，在上级指导下参与各病人的诊疗。

上述5个病例，其实更从医学知识之外，给予我诸多启发。无论是多学科合作的力量，还是与患者的共情和交流，无论是对医生诊疗思路和基本功高要求的必要性，还是与协和厚重的历史的拥抱，都让我对医学和医生这个职业有了更多维度

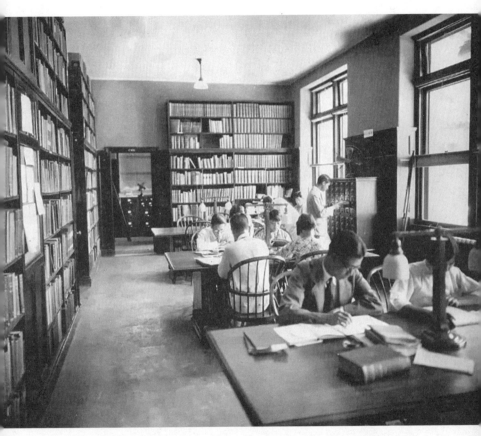

协和三宝之图书馆

的认知和思考。

说到内分泌学科，我不禁想起读过的《激素小史》。这本书的作者是兰迪·胡特·爱泼斯坦（Randi Hutter Epstein），她是医学博士，也是科普作家。作者以叙事的方式，将100多年来各种有关激素及其研究的奇闻异事编撰成册。每一种人体中含量极微小的激素，都在故事里发挥着巨大的作用。

她说："今天，我们逐渐认识到，每个人都是激素海洋里的一艘小船，随着波浪的起伏变化而起起落落。"

库欣在100多年前的美国医学会会议上说："我们在内分泌学的大海里航行，这片海洋被迷雾笼罩，没有可靠的地图供我们参考。"

而21世纪的临床"航海家"，掌握着一代又一代内分泌人探索出的新技术、新方法，发现的新疾病，按照这些前人提供的珍贵地图探索和航行。

每一个病人，恰如一颗晨星，对于我这个刚刚航行的实习舵手而言，让我在这片海洋里渐渐不再迷茫。

大论是弘

为一种可能

两年多以前，我接到了血液科一个同事的电话，因为同是北京协和医学院毕业，某种程度上说他是我师兄。

"我这个患者的PICC[1]血栓了，你帮我看看这个导管能不能保下来。"他问。

2014年我当老总，那一年由于主任和护士长的推荐，我进入我们医院静脉治疗的MDT团队，开始负责全院的输液导管继发静脉血栓的会诊工作。那时候，几乎所有请会诊的科室，都是急不可耐地要把导管拔掉；这种跟我讨论能不能把导管保下来的，印象中是第一次。

到血液科去看了这个病人，60出头，前一天才放了PICC，今天置管侧的手肿了。不只如此，半边脸和脖子都是肿的。患者主诉置管侧上臂及颈部肿胀、疼痛，还有轻度的颈部活动受

---

[1] PICC，经外周静脉穿刺中心静脉置管。

限。看着置管侧胸壁上若隐若现代偿性扩张的浅表静脉，我知道，情况不妙。

从体征和症状上看，患者血栓极有可能已经累及置管侧的无名静脉。根据我的经验，这种情况最大的可能就是无名静脉或者上腔静脉有着先天性或继发性的狭窄。

"之前做过胸部 CT 吗？"我问。

"有 PET-CT[1]。"

图像调出来，是胸腔积液，心包积液，以及与我推测一致的纵膈大量肿大融合淋巴结压迫之下，窄成一条缝的上腔静脉。

师兄跟我介绍了一下病情，堪称曲折。

患者在两个多月前出现喘累、气促伴发热。外院胸片提示右侧胸腔积液，反复穿刺抽取胸腔积液 3 次共 2500 毫升，先后予抗感染、抗结核治疗，然而症状毫无改善。辗转 3 家医院，患者以"胸腔积液待查"收到我们医院的呼吸内科。再次出现胸水，这次病检提示见到了较多异常细胞，怀疑是淋巴瘤。安排患者做了 PET-CT，提示恶性肿瘤，纵膈、右肺门、胸膜、左侧锁骨下静脉侵犯。骨髓穿刺涂片提示淋巴瘤白血病 / 急性淋巴细胞白血病可能性大，因此从呼吸内科转到了血液内科。

推开办公室，一大群人等着跟我讨论病情。置管的护士更

---

[1] PET-CT，正电子发射计算机断层扫描，是经静脉注入显像剂后，经 CT 扫描，显示病灶特性。

是着急——有人指责她不应该给患者置管。

理论上说，上腔静脉压迫确实是置管的禁忌。

但是护士也陈述了患者需要置管的理由：由于病情的影响，患者在两个月里体重下降约15公斤，自主进食差，需要肠外营养支持。肠外营养药物以及后续化疗所用药物，都要求通过中心静脉工具输入。而且患者其实在置管前就已经有上肢的肿胀，建立输液通路存在困难。综合这些因素，安置了这根PICC。

在我看来，置管是需要的，只是位置值得商榷。幸运的是，置管之后的胸片显示，导管尖端通过了狭窄病变的区域，位置理想，导管使用没有问题。

然而保留导管，也是一个难题。

据指南，输液导管继发深静脉血栓之后，如果导管功能正常，治疗仍然需要，是可以保留并正常使用的。但在导管已失去功能、治疗不再需要、合并抗凝禁忌、合并导管相关性感染、规范抗凝治疗后症状仍持续加重这些情况下，需要考虑移除导管。

在上腔静脉压迫综合征的基础上继发的血栓，能够在抗凝治疗后有效地消融吗？抗凝更是一个难题，因为血液系统疾病后续化疗必然将引起骨髓抑制，血小板极可能降低到个位数，这种情况下抗凝溶栓治疗是安全的吗？

但是移除导管，其实也并没有解决什么问题。

而有上腔静脉压迫这个天然"滤器"，我倒真不担心肺栓塞的问题。

拔掉导管，血栓就会消失吗？症状就会缓解吗？不一定。目前这根导管是通过那个狭窄部位的唯一支撑，拔管之后最大的可能性是这一条通道迅速被血栓填满而完全封死。

拔掉导管就不需要抗凝治疗了吗？并不是，抗凝的困境同样存在。

而且拔掉导管，后续的液体治疗如何进行？所有经上半身的液体治疗通路极可能完全丧失，然后继续影响下半身静脉资源。

我客观地陈述了两方面的顾虑，现场开始陷入激烈的争论。主张拔管的一派逐渐开始占据上风——也许导管拔除之后什么问题都解决不了，但至少不用担心它再惹什么麻烦，搞出什么新的医患纠纷。

这时候师兄说："我们为什么要当医生呢？就为了避免纠纷吗？这个病人是我负责的，我去跟患者家属说。我觉得既然管子还可以用，为什么不给个机会保一下呢？"

因为他的坚持，导管保留了下来。我们给病人用上了利伐沙班[1]，出乎意料地让症状得到缓解和控制。

这时候病人和家属又提出一个新的问题。

也许是经历两个多月的折腾，病人自己觉得时日无多。年轻时在云南做过知青的病人希望在骨髓免疫流式分型结果回

---

[1] 利伐沙班，一种口服抗凝血药。

报，正式确定治疗方案前，先出院到云南他当年下乡支边的地方去看看。

师兄再次就这个问题咨询我。根据我们所选择抗凝药物的性质和所使用导管的维护要求（患者所选择的 PICC 可以 7 天做一次维护，而普通 PICC 一般 2—3 天就需要做一次维护），我觉得是可能的。

于是，当天下午，患者办理出院，开始了他的"心愿之旅"。

5 天后，根据骨髓免疫流式分型结果，患者正式确诊急性淋巴细胞白血病。8 天后，患者从外地返院，接受 VDLD+CTX 方案第一疗程化疗。

尽管不出所料地出现了严重的血小板减少，但在我们根据血小板水平不断调整抗凝药物剂量的情况下，患者没有经历出血事件，并且在第二次化疗前的超声复查中提示血栓完全溶解。

两个月后，当时给患者置管的护士给我微信发过来一张感谢信的照片。

我才知道患者已经因为化疗期间导致的严重骨髓感染去世了。但是家属仍然写了一封感谢信：感谢因为我们选择坚持保留这根导管，患者后续的全部治疗期间，输液、增强 CT 造影、抽血、CVP 监测等，都没有再进行额外的穿刺。最后附的一张照片，患者笑得跟云贵高原的阳光一样灿烂。

"谢谢您一直以来的指导，帮助我们陪着患者走过了这个过程。"护士在微信中说。

"没有，应该谢谢陈医生，没有他的坚持，可能导管早就
拔出来了。"我回答。

到晚上我才收到护士的回复：

"你可能不知道，陈医生刚被诊断胆管细胞癌，正在
住院。"

2017年7月，杭州。

翻到最后一张PPT的时候，发言时间还剩20秒。

那是血管外科中青年医师病例大赛的全国总决赛，我终于
把这个患者的故事，带到了这里。

20秒，时间够了。之前的反复练习，就是害怕没有机会

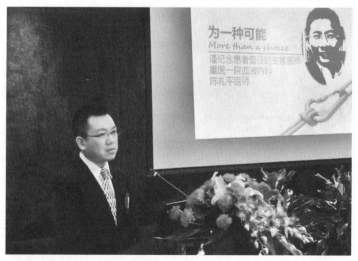

血管外科中青年医师病例大赛现场

说接下来这段话。

我停顿了一下，深吸一口气，说：

"这个患者的主管医生陈礼平医师曾经问过我一个问题：我们为什么要当医生呢？我现在知道应该怎么去回答了，尽管他已经听不到了：我们所做的一切，其实都是在追求一种可能，一种让治疗更安全更有效的可能，同时，也希望可能让生活更有质量，生命更有尊严。"

我们常在讨论这个主题：医学是为了什么？我努力地想从不同的角度来回答，但往往答案都是片面的。目前国内医疗行业的很多现状并不能令人满意，但我相信，每一次关于医学本质的思考，都在帮助我们去打开关于未来的可能。

自得麒乐

护士：病房的管家

如果谈起护士，你会想到什么？

白衣天使？

美丽善良？

说来惭愧，作为医生，我至今都没弄明白护士是如何排班的。只是有一天我突然注意到凌晨 2 点到 8 点 6 个小时的时间病房其实只有两名护士，而她们要负责整个病房五六十个病人。那一刻我才意识到护士工作的繁重是常人所不能想象的。

病房其实是一个母系社会，护士是病房的管家。医生的流动比护士更大，在病房的时间也没有护士多。

护士是病人病情的第一观察者，某种程度上说，护士了解病人比医生更多。

护士不仅是医嘱的执行者，对于经常在轮转的住院医生，刚换到一个科，因为不熟悉病人情况录错信息是会发生的，这些问题多数都是护士发现并矫正的。

在急诊、抢救室等特殊场合，对于新手来说，有经验的高年资护士绝对是处理各种突发状况最好的助手，她们会用丰富的经验有条不紊地协助开展救治工作。

只是病人最后出院的时候，多数时候感谢的是医生，而对护士却缺乏应有的感激。在很多人眼里，她们不过是住院期间被呼来唤去的"小护士"。

对护士这个职业尊重的缺失不仅在中国，在其他国家也同样存在。

个中原因一方面源于常人对护士工作的不了解，另一方面也源于护士这个行业对自身定位的模糊。

说起南丁格尔，我们宣传放大的是"提灯女神"的形象，却忽略了南丁格尔能取得如此历史地位，靠的不是颜值和善良，而是专业。她通过大手笔整顿和改善战地医院混乱不堪的管理体系和糟糕的医疗环境，大幅度降低了伤员的死亡率，改变了英国社会对护士价值的认识。随后正式建立护理制度，创办正规护士学校。这一系列的活动，第一次将护士从简单的照护料理一类工作上升到疾病与健康管理的专业高度。

从她之后，护理不再是没有门槛，随便什么人都可以干的职业，而是需要经过专业培训的学科。

遗憾的是，在医学飞速发展的同时，护理学却显得没能跟上脚步，甚至在行业发展定位上，护理没有向更专科化专业化进步，却一转身回到关电视、关门窗、换床单、剪指甲、泡脚、洗头这样毫无技术含量的时代。

护理向着专业化的再出发，是非常必要而有意义的。

医学学科细分，治疗手段和方式的发展和多元化，使得医学对普通民众的知识门槛越来越高，普通民众变得更需要专业的护理指导。护理只有实现与时俱进的专科发展，真正成为患者健康的全程管理者，才能更好地体现"护理"应有的价值，也才能获取社会对护理这一职业真正的尊重。

曾记得，在外科实习，有一次一个病人没有男家属陪同，没法把病人从手术室的平车抬到病床上。作为当时病房里唯一一个男性——也就是我，肯定是要参与抬病人的，但是很尴尬的是我当时没有搬动。然后一个比我瘦小的护士把我赶到一边去，四个护士把病人抬过去了。当时那个护士跟我说："哎呀，小孩子缺少锻炼啊！我们现在，抬个200斤的病人，没问题呀！"

每一个护士，在走上这个岗位前，都有着女人的柔弱、敏感。但是因为职业的磨炼，她们都被迫百炼成钢成了"女汉子"。护士这个职业，奉献的不仅是爱与善良，更是专业、敬业、精益求精。

尽管我提到护士，多用的是"她们"一词，但是越来越多男护士的进入，已经改变了传统的性别定位。这也代表着对护士职业和价值的重新认识。

而我希望这是一个开始。

又 记

这篇文章最初在人人网上发布的时候，我看到了这样一条评论：

"有一天我们谈医生无关妙手回春，有一天我们谈教师无关蜡炬成灰，有一天我们谈教授无关求索真知，有一天我们谈导师无关终身为父，有一天我们谈警察无关舍生忘死……

有些时候，职业只是职业，是一个职业化的概念，要不要加入情感化的成分，完全看个人。所以行业发展到高度成熟的时候，你会看到对你温润有礼的医生，他不一定内心柔软，他只是职业化，你的死活他完全不关心。解析一个事物，要先从分离变量开始……

总之，很多工作就是良心活儿——你要做成什么样完全看你自己内心的抉择。"

我想很多医疗行业从业者，在选择这一行业的时候，多少有一些感情因素，但是这却越来越成为外界对行业的道德束缚，成为每个从业者不能承受之重。

将职业精神和情感进行割裂，我不知道这到底是对还是不对。只是，我依然希望每个医疗行业从业者心中仍能保留着一份内心的柔软。

哪怕这份柔软从不被激赏，

哪怕这份柔软会让我们受伤。

自得麒乐

医学票友遇瘤记

瓜哥，上海金融民工一枚，医学爱好者。在世界淋巴瘤日收到了淋巴瘤的病理诊断，历经六个月的检查、手术、会诊，瓜哥手臂上的疙瘩终于揭开了神秘的面纱……

偶然相遇

2022年3月的上海，天气还带着阵阵寒气，从浴室出来的瓜哥正坐在沙发上和瓜嫂谈天说地。突然，右手在左上臂偶然划过时产生的异样感让瓜哥右手情不自禁地又在左上臂认真地摸了一遍。不好，上臂内侧皮下有个肿物！医学爱好者的神经立马兴奋起来。质地较韧，边界光滑，位置较深，外观无异常……瓜哥像医生一样给自己查着体，凭借着日积月累的"医学知识"，初步诊断为上肢软组织肿瘤。瓜嫂无语的目光向瓜哥投来，认为瓜哥小题大做的"嫌弃"不言自明。但事出反常必有妖的思维惯性让瓜哥决定要去医院一探究竟。

得益于医学爱好者多年的"临床经验",免去了不少普通人选择医院和科室的纠结,瓜哥直接预约了 H 医院手外科上肢肿瘤方向的 Y 专家和超声医学科肌骨领域的 M 专家,要看就看最专业的科室与医生一直是瓜哥认为提高就诊效率的有效方法。预约同一天出诊的临床和影像专家也避免了多次往返医院的奔波。就诊当天,8 点不到超声医学科的专家门诊已经开始接诊,M 专家果然敬业!当 M 专家手里的探头放在手臂的那一刻,躺在检查床上的瓜哥第一次看到了疙瘩的真容:椭圆形,个头还不小!M 专家认真地用探头来来回回探查,这让瓜哥意识到这不是个普通的疙瘩,同时一种不祥的预感也涌上心头。

大小 2.3 公分,考虑为左上臂实质性瘤体(来自神经可能),这是医学专家对疙瘩的第一次诊断。拿着 B 超报告瓜哥来到手外科 Y 专家的门诊,Y 专家定睛一看,就和瓜哥说 M 专家非常专业,但也只有 90% 的准确率。瓜哥听完有些诧异:"和我说这干吗,难道文人相轻?"其实 Y 专家当时已经感觉到了形态的不典型。点评完 B 超结果,Y 专家开始问病史、查体,诊断可能是神经鞘瘤,然后向瓜哥详细解释了手术切除的必要性和术前去 C 医院进行穿刺、增强 MR 检查的原因。不愧是网评超高的医生,和患者沟通果然超级耐心。估计也是担心患者的依从性,毕竟穿刺这种有创检查不是哪个患者都愿意接受的。但对于医学爱好者瓜哥来说,遵从医嘱已成了一种习惯。也正是 Y 医生做增强 MR 的决定，为瓜哥后续诊断提供了重要的线索。

出了 Y 专家的诊室，乐天派的瓜嫂第一次红了双眼。虽说是良性肿瘤，但瓜哥手术这事冲击还是有些大。从医院刚回到家，小区就接到了封闭的通知。眼看疫情一天天变严重，小区封闭之下去 C 医院的检查也无法成行，但要搞个水落石出的心态却始终没有改变。当医生的哥们儿还专门帮瓜哥咨询了搞骨肿瘤的同行，他们的建议也是要做个穿刺和增强 MR 看看。好哥们儿和 Y 医生一样，都宽慰瓜哥说上臂位置的肿瘤大概率是良性的，但做一个放心。上海疫情防控政策经多轮调整之后，瓜嫂因参与志愿活动偶然得到居委会书记的联系方式，由此前去 C 医院做检查才终于成行。去往 C 医院的路上，基本已看不到一般行人和行驶的车辆，倒是满载的转运大巴不时从车旁开过。封城之下的 C 医院也完全没有了平时的喧闹，就诊大厅空空荡荡，医生很快就开好了细针穿刺和增强 MR 的检查单。C 医院细针穿刺的效率确实高，当天可做，半个小时就出结果。"见少量淋巴细胞、纤维脂肪细胞，图片内未见恶性依据。"这是医学检查对疙瘩的第二次诊断。看到这结果瓜哥喜忧参半，喜的是没有恶性证据，忧的是会不会没有穿到？毕竟细针穿刺的样本有限，准确性也有限。

两天后，增强 MR 的报告出来了，"左侧上臂内侧软组织占位，倾向正中神经来源神经鞘瘤"，这是医学检查对疙瘩的第三次诊断。但这和 H 医院 B 超结果起了冲突：B 超判断是皮神经来源，MR 判断是正中神经来源。结论虽有冲突，但手术还是得做。瓜哥的医学"天赋"自动上线，考虑到良性肿瘤切除以保护功能为主要目标，和恶性肿瘤以切净避免复发的目标不同，于是决定继续到手神经功能更为擅长的 H 医院手外科治疗。毕竟是要在胳膊上动刀，瓜哥想到了上海医科大学出身的同学，让她打听一下 H 医院手外科哪位专家看肿瘤最权威。很快消息传来，是手外科 L 教授！于是瓜哥发挥"专业技能"，把云影像上 MR 图片按不同序列截图下载，通过网络问诊的方式把各种检查结果发给了 L 教授。L 教授看后依然坚信 M 教授的超声结果，并且告知可能不用手术，观察即可，但需要找她面诊后决定。

一刀挥别

6 月初的上海，疫情逐渐好转，就医也更加方便。瓜哥第一次就约到 L 教授专家门诊的 1 号，找 L 教授面诊。L 教授明显对已经网络问诊过的瓜哥有了印象，告诉瓜哥这个位置穿刺没有意义。由于肿块不大，和主要神经的关系也不清晰，手术可能会影响手功能，于是建议继续观察，超过 5 公分再干预也不迟。由于 L 专家的回答太符合病人"少检查、少治疗"的预期，瓜哥一下子好感爆棚，甚至觉得还是熟人的内部消息靠谱！L 教授同时嘱咐瓜哥再找 M 教授做次 B 超，看看和主要神经的关系。6 月末，瓜哥再次找到了 M 教授，拿到了"与尺神经及前臂内侧皮神经相距 4 毫米左右，与正中神经相距 1.6 厘米。考虑左上臂实质性瘤体（来自神经可能）"的第四次诊断。L 教授看了 M 教授的检查结果，对手术影响手功能的担心明显减小，告诉瓜哥："要不还是手术吧。"瓜哥于是以上肢周围神经肿瘤的诊断住进了国内顶尖的手外科——H 医院手外科的病房。对于医学爱好者瓜哥而言，进入国内顶尖学科住院不仅是一次治疗，也是一次心灵的"朝圣"。迎接瓜哥的管床医生是已经成为主治的 T 医生。想到主刀医生和管床医生都是肿瘤方向的医生，而且是主治直接管床，瓜哥内心不禁一阵窃喜。现在回想起来，其实 L 教授看到 B 超图像也考虑到了形状不典型的问题，但是把更多的关注放到了手术预后的责任而不是病情的诊断，多少有些遗憾。

7 月 4 日，瓜哥在 L 教授主刀下完成了周围神经肿物切除术。术中见肿块来源于皮神经，大小为 3 × 2.5 × 1.5 厘米，质韧，界清，深面与尺神经粘连，侧方与内侧皮神经、正中神经、腋动脉粘连。术后醒来的第一刻，瓜哥动了动自己的左手指，灵活自如，内心不禁大喜，稳了！心想："H 医院手外科的教授水平就是高，手功能完全没影响！"推回病房后，才发现瓜嫂已经很着急，因为去了 3 个小时才回来。可能是麻药的作用，术后卧床的瓜哥异常兴奋，不停地夸赞 H 医院手外科医生的水平高超。等到晚上 9 点，监护设备撤除，瓜哥下床溜达，看到刚刚下班的 T 医生，又免不了对 T 医生一番感谢。T 医生很平淡地说，今天下班已经算早，有时候碰到手术日他都是住在医院里。听完之后内心多少有些羡慕和敬佩，日夜忙碌的人不少，但能救人性命的不多。T医生临走带了一句"肿物比B超看到的大，形态也不太典型，我们还把瘤子切开了看看，但估计大概率还是神经鞘瘤"，接着就消失在夜色中。

7月19日，术后拆线的日子，瓜哥开心地来到T医生的门诊。T医生显然已经记住了瓜哥，叫瓜哥进了诊室，边打开电脑边说："你把病理结果拍一下吧，没问题。"突然，"淋巴结"三个字出现在T医生和瓜哥的面前。T医生很疑惑地说："怎么会是淋巴结？你把病理送C医院会诊一下。"说话的同时他就把病理结果微信发给了病理科的某位教授，并说："先给我们教授看看，有问题再去C医院会诊。""淋巴结一枚，淋巴组织增生，以淋巴滤泡旺炽性增生为主，伴生发中心轻度不典型性"成为医学检查对疙瘩的第五次诊断。拆完线后，病理科教授的回复也来了："没问题，是个良性的病变。"T医生也说不用去C医院会诊了。但瓜哥"宁可错杀一千，不可放过一个"的精神和事出反常必有妖的思维惯性再次上线，请T医生写了张病理会诊的申请，就去病理科借出了切片。

真身难辨

拿到H医院的染色切片和病理报告，瓜哥直奔C医院病理科。作为国内病理界的顶尖科室，C医院病理科也是人山人海。当天的会诊号已挂完，但窗口的工作人员好心给瓜哥加了个号，收走了切片和报告，并告诉瓜哥最快三天就可以出报告。三天未到，第二天的下午，瓜哥就收到了 C 医院补缴白片的短信通知。又是一轮缴费、切片、送片，C 医院病理科的工作人员告诉瓜哥，由于病情复杂，检查时间较长，预计要一个月左右才能出结果。补缴的 6000 多元检查费也让瓜哥预感可能碰上了大事。等待结果期间，瓜哥将 H 医院的病理结果在网上问诊了不同医院病理科的医生，得知良性淋巴增生的可能性较大，但要排除淋巴瘤的可能。淋巴瘤第一次进入了瓜哥的视野，于是瓜哥自己也开始阅览介绍淋巴瘤病理检查的各种资料和淋巴瘤的诊疗指南，了解中华医学会中和淋巴瘤相关的专业学组。瓜哥虽说是医学爱好者，但面对淋巴瘤这样的疾病知识储备还是明显不足。通过将近一个月的学习，瓜哥明白了淋巴瘤的复杂性和病理诊断的难度，了解到国内淋巴瘤病理和诊疗领域的专家。面对有 80 余种分型的淋巴瘤，最好的方式就是把问题交给专家，静待结果。

一个月后的大清早，瓜哥的右脚刚踏进单位大楼半步，C 医院的病理会诊报告也终于来了："结合 HE 形态与免疫组化表型可符合：（左手上臂肿块）淋巴结淋巴滤泡非典型增生；不能完全除外早期低级别滤泡性淋巴瘤。"疙瘩迎来了医学专家对它的第六次诊断！但第六次的诊断让瓜哥更加悲喜交加，良性、恶性之间的病理诊断也只能交给临床医生来处理。于是瓜哥一边前往 R 医院血液科寻求专家的建议，一边在 C 医院淋巴瘤科继续诊疗。R 医院血液科的专家看完病史，气定神闲地给瓜哥开具了需要完善的全身检查，并告知瓜哥放松心态，按时随访，出现问题他们有的是办法。C 医院淋巴瘤科的专家抄完病理诊断结论后直接给瓜哥提出了进行多学科会诊的建议。三分钟三句话结束了和淋巴瘤有关的第一次门诊，瓜哥也开启了淋巴瘤 MDT 的历程。

C 医院淋巴瘤科病房外的座椅是淋巴瘤 MDT 患者的等候区，病区大门里是内科、影像、病理、放疗专家的集思广益，大门外是病人的彷徨不安。随着大门的打开，MDT 经办 J 医生告知瓜哥复查上臂增强 MR 的会诊建议。因为影像专家在复看 4 月份 MR 的时候考虑已切除的大疙瘩大概率已是淋巴瘤，但大疙瘩旁边还发现个小疙瘩。病理专家认为即使现在不能诊断为淋巴瘤，也已经在去往淋巴瘤的路上。于是瓜哥完成了第二次上臂增强 MR，并等待着淋巴瘤的第二次会诊结果。

第二次增强 MR 的结果是小疙瘩还是一动不动地待在里面，第二次 MDT 的建议变为请病理科复看切片，并根据病理复看的结果进行第三次讨论。9 月 14 日，瓜哥接到了 J 医生的电话，被告知由于病理诊断改变，第三次 MDT 确诊滤泡性淋巴瘤，建议局部放疗。9 月 15 日，在世界淋巴瘤日这天，瓜哥收到了 C 医院淋巴瘤的病理诊断书。这是现代医学对瓜哥手臂疙瘩下的第七份诊断。为了详细了解会诊讨论的情况，瓜哥还专门预约了参与 MDT 讨论的影像科和放疗科专家的门诊。两位专家不仅为瓜哥详细介绍了疾病的情况，还在看到瓜

哥病历的第一刻都异口同声道："你就是那个上臂淋巴瘤的病
人，我知道。"

尘埃落定

之前曲折的就诊经历和淋巴瘤病理的复杂性让瓜哥决定再
去京城验证一番。瓜哥小时候唯一一张站在大学门前的留影就
是站在北大医学部门口拍的，巧合的是赴京求证的第一站也是
北京大学第一医院。瓜哥幸运地挂到了北大第一医院血液科 C
专家的 1 号。C 专家的诊疗过程完全不同，先问病史，随后查
体，再看检查报告，最后给出了诊疗建议，几乎完美契合了医
学爱好者对规范诊疗的所有期待。C 专家也是淋巴瘤诊疗过程
中第一个摸过瓜哥浅表淋巴结的医生，从头颈一直触诊到腹股
沟，让瓜哥"满心欢喜"。随后在协和医院得到的诊疗建议也
基本和之前一致，相似的是从上到下的触诊查体。这让瓜哥深
切体会到了京沪两地诊疗环境的差异。

瓜哥曾不止一次梦想过在协和医院当一名医生，当自己以
患者身份走进协和医院的时候，心里的确也五味杂陈。比瓜哥
早些抵京的还有瓜哥的病理切片，两家医院的病理专家分别以
一周和一天的时间给出了相同的淋巴瘤病理诊断，让瓜哥不禁
感叹在疑难疾病诊断上专家实力的差异。随着专家、教授诊疗
意见的一致，瓜哥淋巴瘤的诊疗也告一段落。六个月，一次手
术，六次病理会诊，六家顶尖医院，十几位医学专家，终于给

瓜哥手臂上的疙瘩验明正身！

回顾六个月的诊疗经历，亲人自不用说，瓜哥很多朋友都在帮瓜哥联系医院，咨询医生。很多未曾相识的医生也给了瓜哥额外的关照：比如，Z 医院病理科的 L 医生在瓜哥病理诊断陷入困境的时候提供了非常及时的建议；R 医院消化科的 Z 教授在得知瓜哥病情后加急为瓜哥完成了胃肠镜检查，并亲自将检查结果详细告知了家属；R 医院放射科的 Z 医生在得知瓜哥病情后想办法加快了增强 CT 的检查和出报告的速度。瓜哥在做完胃肠镜的上午还接到了上海交通广播电台 Happy Morning Call 的生日祝福。京沪两地遇见过的十几位专家，也都在自己的专业领域为瓜哥提供了合适的医疗建议。瓜哥这次不仅深度体验了国内顶尖的医疗服务，也深深感受到了爱与温暖。人间自有真情，岁月依旧静好。

文末彩蛋

瓜哥作为一名医学爱好者，结合所见所闻和自身感受，总结了看病避坑的八大不等式，希望能对大家有所帮助。

1. 症状轻重 ≠ 疾病大小

老百姓判断自身有无疾病的惯性思维就是看自己有没有症状，殊不知很多肿瘤等重大疾病早期病人基本无感觉。

无感阶段可能又是疾病治疗的最佳时间。相反，重感冒等自限性疾病反而会带来明显的身体不适。

不能单凭个人感觉来判断身体的健康状态，还得通过定期规范的体检，以及身体不适及时就医的方法，尽早发现健康隐患，争取治疗机会。

2.名院名科≠确保疗效

个体病患最终的疗效主要取决于接诊医生的临床能力、职业操守和工作状态。随着医学专业细分的不断深入和医学知识的快速更新，每个医生的专业领域逐渐聚焦，隔行如隔山的情况也越来越普遍。

不同医生、不同科室、不同医院逐步形成了自身的专业特长，因此，即使走进国内前十的医院或科室，但在疾病非其所擅长领域的情况下病人可能也得不到妥善的诊疗。

大院大科之中遇见的未必就是大师，科室之间不同医生的专业能力差异甚至超过不同级别医院之间的差异。

因此尽量选择和自身疾病相适的靠谱专家是保障诊疗质量的可取之道。

3.详细检查≠无良诊疗

随着诊疗技术的进步，更多的医学未知被技术进步所突破，需要鉴别诊断的疾病种类和需要提前干预的医疗行为也随之增多。因此单纯依靠检查数量来判断诊疗行为的合理性可能会错失技术进步带来的红利，误解医生的一片好心。

合理的检查一方面提高了疾病诊疗的精准性，另一方面也降低了诊疗风险。总之，如果你觉得面对的医生靠谱，那就按他的建议执行。

4. 职称流量≠临床能力

现在体现医生能力的信号越来越多元化，既有体系内的职称、职务，也有来自网络的流量和评价。如果只看头衔或流量选择医生，有可能你会遇到科研大牛、管理大牛、直播大牛等各色"牛人"，但就是没遇到真正的临床大牛！

论文可以挂名，职务可以运作，流量可以购买，但临床能力只能在无数次的诊疗过程中打磨。因此职务、职称和网络流量只是参考，不能盲从。有业内的朋友最好，没有就理性地寻找一些几十年始终泡在一线的"苦行僧"。

5. 专家权威≠华佗再世

专家一般只是某个领域的专家，不可避免存在着学科和个人的双重局限性。因此不要期望一个专家能解决所有问题，遇到不同学科的疾病也要有意识地听取不同领域专家的意见。对于不是本学科专家的意见要持谨慎求证的态度。

遇到重大医疗决策可以通过咨询不同专家的方式，找到医疗决策的交集，形成自身的判断选择。

6. 听着开心≠治着放心

在优质医疗资源紧缺和医疗资本化的时代，过度期待舒适的就医体验往往会误入歧途。能遇见一个技术高超、互动热情的医生估计是每个病人的最大期待，但医生态度的冷热并不预示着医疗结果的好坏。负责的医生有时可能带着冲劲儿，"和蔼"的医生有时可能也另有目的。简而言之，如果一个医生问诊、查体认真，检查、治疗规范，那他一般不会是差医生。医生好不好，还得看疗效。

7. 了解疾病≠干预诊疗

病人如果掌握一些医学常识，一方面有利于理解疾病的情况，配合医生开展诊疗，另一方面也有利于提早发现疾病的苗头。但如果病人依靠缺乏专业背景的阅读得来的一些医疗信息而质疑医生的诊疗行为，则会提高诊疗成本，降低诊疗效果。把专业的事交给专业的人，充分相信医生的专业判断，理解相应的医疗风险，相信医生也不会辜负患者的信赖。

8. 相信医生≠无脑躺平

疾病诊疗是医患双方共同参与的配合战。既要相信队友，也要做好侧援。谨遵医嘱，定期随访，及时就诊是病人保护自己、协助医生的好方法。患者可以主动参与到医疗活动之中，与主诊医生保持良好的互动，及时发现体征与诊断的差异、不同结果之间的矛盾，共同有效应对疾病的风险和挑战。

瓜哥 Dinga

当陪护和患者发生矛盾……

某月，我在 D 医院脑外科轮转。那天我们正在病房讨论一个病例，急诊打来电话，让我们下去一趟。我和带教老师赶到急诊门诊，看到两位中年女性，一个额头有血迹，闭着双眼，手按左肩，一个神情沮丧，沉默无言。

老师问："谁来看病？什么情况？"伤者用手扶了一下左肩，有气无力地开始讲述过程："我在马路上骑电动车，骑着骑着，隔壁的三轮猛一拐弯，把我直接带飞了。头和肩膀摔在地上，现在头很晕，肩膀很疼。"另一个人想说话，但支吾了一阵又无话可说。由于患者受伤较重，我们决定收入院密切观察，以免出院后突发症状治疗不及时。

短短轮转一周，我已经见到很多头部外伤的情况，比如下台阶踩空摔到脑袋，开车急刹车头撞到前玻璃，在公交车上没有抓稳栏杆飞到走道，等等。刚开始我会觉得有些棘手，很快就熟练起来，通知了护士老师之后开始完成各种入院流程。我以为这位病人的情况接下来会和往常一样，入院观察几天，拍个片子排查一下就可以出院了。但是慢慢一些不寻常的事情浮现出来，让我再次体会到临床的复杂。

一般这类情况入院的患者要有人陪床，因为患者头部受伤后可能开始没有什么症状，但接下来几天不知什么时候就会突然晕倒，摔倒在地或者撞到什么，从而导致再次受伤。带教老师和那个不知所措的肇事者商量陪床人选的时候，老师建议雇一个护工，但肇事者由于财力有限，想要自己陪床，没想到却埋下一颗暗雷。

次日早晨查房结束，陪床的那位阿姨悄悄出来跟我们告状，说患者很"事儿"，总是挑刺，让老师去教育一下。而后又是患者等阿姨不在，在我耳边吹风说："这人也太不上心了，一点都不体贴，撞了人还不好好照顾吗？"我把这些话转达上去，上级听了以后叹口长气。此时我还不明所以，只懂得继续写写病历，打打下手，用些针刺手法帮患者缓解局部疼痛，以及帮陪床阿姨开盒成药调整失眠。

再往后，双方矛盾日益增加，终于在一次主任查房时爆发出来。她们各执一词，互相攻击，严重影响了主任的查房进度。主任在病房劝双方好好商量，出了病房，向来笑呵呵的主任板着脸让带教老师赶快解决问题。

作为一个初出茅庐的小同学，我哪见过这阵仗，询问老师是怎么回事，又该怎么处理。老师没多解释，直接带着我和她们逐个交流。

老师先是把肇事阿姨支走去拿片子，趁着这个空，老师跟患者说：经过检查，她的病情不重，头没有问题，只是肱骨有一个小骨折，可以尽快出院，回家养伤。患者表示自己还是很难受，感觉头晕乎乎的走不了。老师告诉她没有严重问题，慢慢休养就好，而且医院床位紧缺，检查没事的人应该尽快出院。另外医院有大量病原体，不少病人治得好好的，在医院待久了反倒被感染，还举了两三个病人不幸去世的例子。好话坏话，软话硬话都说完，患者决定考虑一下。于是我们退出病房，老师问我："你发现问题了吗？"我稀里糊涂地问老师："什么问题？"老师又问："你觉得现在患者的诉求是什么？"我还是不明白："治好头晕？"老师敲了一下我的脑袋："哎呀！要赔钱啊！"我恍然大悟。

等到阿姨拿回片子，老师又带着我去和阿姨在楼道聊天。老师告诉她经过检查患者病情不重。阿姨舒了一口气。老师又说："但是现在患者比较棘手，看起来是想要一笔钱，你们之前聊过吗？"阿姨和她当然聊过了，但由于患者要价太高而没有谈拢。老师说："这几天你们两个闹矛盾已经不是一次两次，如果你们继续谈下去，肯定谈不拢。我建议各找一个代理人，让他们去谈。如果你不做这些，患者每天都说自己难受不肯出院，每天都得烧你的钱。"阿姨再次支吾一阵，回病房的步伐更加沉重。

最后，双方达成和解，没过几天患者就出院了。办完手续后老师轻快很多，拍拍我的肩问："才来脑外几天就碰见这么一个案例，你感觉怎么样？"我应付了几句，继续手上的工作，心里则是翻腾不已。老师又问我："你说，如果我们错诊漏诊，患者会怎么告我们？如果让她继续住院，天天和肇事者闹矛盾，患者会在病房怎么闹？如果……"老师说了很多"如果"，每说一个都让我冒一层冷汗。

步入临床后，最开始面对疾病，我只考虑医术高低、药物贵贱，再后来开始思考如何应对家属，到现在又打开新的一扇门：怎么在多方利益中明辨是非，把握需求。这个案例尚且只涉及三方——患者、肇事者、医者，我已经感觉如同脚踩钢丝，手握细棍，需要时刻调整两头分寸，才不至于掉入深渊。

在这种调整中，最开始我想充分满足双方的需要，想把手上的杆子尽可能延长，后来发现我做不到，我只能缓解痛苦，聊些不痛不痒的话题。涉及赔偿，我感觉自己说一个字都多，毕竟人家是实打实被撞了，要求赔偿也无可厚非，而被撞的人要价太高，肇事者"砍价"也能够理解。老师的处理让我明白，面对这种情况我们没能力也不应该妄自调和，我们能做的就是提供一些建议，比如让代理人来谈赔偿，延缓矛盾的爆发，尽量别影响医院的正常运作，更不要被告到医患办甚至法院。

矛盾无处不在，矛盾无时不有，医患之间的矛盾时刻在运动和发展，只不过有大有小，有缓有急。及时发现并集中力量解决主要矛盾，才能让处于对立统一中的双方维持平衡，达到和谐。

王白水

流水的轮转大夫，铁打的那个东西

去哪里搞到那个东西呢

"那个东西，在哪儿？"她看似平静地说，但 Tendo 毫不怀疑，这种平静背后隐藏着巨大而又未知的东西，让他窒息。

"对……对不起，我……真……真的不知道。"Tendo 的下颌已经不由自主地抖了起来。害怕不足以形容，当一个人害怕到了极点，会产生自己身处冰窟的假象，冷，太冷了。

"不知道？"平静，还是平静。就像一潭沉静的水，连一丝波纹都看不见。但这平静后面，这不见波纹的水下面，Tendo 分明看到了一只猛兽，伺机爆发，一口就能将自己吞掉。身处生死攸关之地，不知道多少年见过多少的世面，才能磨炼出这样的平静。

"我……我保证，等我找……找到了，肯……肯定第一时间还给您……"Tendo 不自觉地向后挪了 0.2 厘米。这是

Tendo 刚来这里的第一个月，很多地界里的规矩，他仅仅是听说过而已。老大不在这儿，一切都显得生疏。仿佛周围一切都是未知，都是随时会爆发的危险。

"你知道那个东西有多宝贵！当初你拿走的时候，可是答应了要还回来的。"事实上，她知道 Tendo 刚来此地，甚至对 Tendo 照顾有加，因为那个东西并不会轻易拿给外人。

"您……您说得对，都已经说好了的，我本来办完事情就能拿回来。但是您也知道，现在人人都想要那个东西。我把它像宝贝一样，一直护在胸前，只是一个没注意，它就不见了。一定是哪个强盗……可恶的强盗……把它给夺走了。"Tendo 的哭腔让紧张感稍有缓解。

"我可认识你。我也认识你上面的人。你知道那个东西有多重要。没有了那个，一切都没办法运转下去，谁都担不起这个责任！"这些话不留情面，却是事实。没有了那个，不光这里运转不下去，整个大环境会完全瘫痪，一切将陷入混乱跟黑暗。

"我……我明白。我向您保证……我一定想办法找回来。或者……我会想尽一切办法再搞一个过来。您知道……不惜任何代价。"事实上，Tendo 嘴上答应着，心里却像一个无底的黑洞。他根本不知道从哪儿搞来那个东西，那个东西可是个抢手货，尤其是在这种地方。想要搞到，只能冒着险去偷，去夺。众目睽睽之下，如何能做得到？但这种时候，只有先答应下来，再想办法。

"那可是护士站最后一支能用的黑色笔了。小伙子，赶紧去给我弄一支过来，你找不着我就拿你写字……"

她终于放狠话了，话音未落，Tendo 就慌忙撒腿开跑。他后背发冷，满脸发烫，跑起来都有点间歇性跛行。拿我写字？难道要像用中性笔一样，先揪掉头，然后划拉几下，再用里面流出的液……Tendo 根本不敢想下去。这个地方果然可怕，他何时预料到，进入这个地方还会有这种风险。他想回家，想找自己儿时一起过家家的阿芳诉苦，想找儿时最好的朋友大黑（一条狗）去田间捉耗子撒野，而不是在这里，要去搞一个根本搞不来的东西。

不知不觉间，天已经快黑了。Tendo 却无法停止思考：去哪里搞到那个东西呢？

《蒙娜丽莎》只能存在于卢浮宫

众所周知，中性笔芯分为全针管和子弹头两种，Tendo 以前对于二者的区别的理解一直停留在理论层面上，直到今天在西院的手术室里才知道，什么叫作真正的全针管：全手工组装针管笔。

他暂时忘记了自己在这个医院里的情怀与使命，双手持起这宝贵而又独一无二的艺术品，全然不顾周围人异样的目光，细细端详起来。在这项设计里，他看到了单轴对称，看到了暴力突破，看到了模糊过渡，看到了绝缘包裹。这些本来很普通

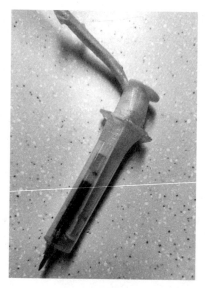

全手工组装针管笔

的字眼组合到一起，足以令一个六岁小孩儿抓破头皮也无法理解。

刹那间他明白了：或许医院里从来就不缺笔。

许久以来，跟所有人一样，每当看见一支无人认领的笔，Tendo 脑海中最先蹦出的想法都是夺取，是占有——这种念头，原始得无异于还没下树的森林古猿看到了一个肥美的桃子。

人们甚至在觊觎其他人兜里的黑色中性笔。这一方面源于人类的生物本质，埋藏在心底的对抢劫的渴望。归根结底，是演化形成的本能，你占有和抢到的越多，就越有希望在自然界、在人类社会中存活下来。在医院这个微型社会里，也是一样的道理。

另一方面，是出于人的道德代价权衡。每个人的笔长得大抵相同，就算你的笔被当面夺去，你也没有证据证明那支平庸的笔曾属于你，所以每个受害者都在忍气吞声，得过且过，眼睁睁地看着这颗邪恶的种子肆意蔓延。更可怕的是，每一个受害者到最后，又要成为加害者，成为自己曾经最讨厌的样子。

但如果一支笔足够特殊，就像这支一样，特殊到可以让人记住几时几刻在何地曾遇到过它，那它一定会在这里寿终正寝，而不会被迫遵守院内笔流通的第一跟第二定律（至于这些定律是什么，在后面会有解释），居无定所，日易十主。因为占有它的代价太大，你会被环境中的所有人指指点点，成为一个可笑的怪物。

"你盯着它看了十分钟了，这么喜欢，要不你拿走？别在这儿碍事。"手术室总台的阿姨不耐烦的声音像一只巨手，一下子把 Tendo 拉回了现实。

"不……它只属于这里，就像《蒙娜丽莎》只能存在于大英博物馆里。"顿悟，欣慰，释放，幸福，Tendo 的声音甚至带着一丝哭腔和颤抖。

"可是，《蒙娜丽莎》在……卢浮宫。"旁边推床上刚从全身麻醉中苏醒过来的患者虚弱地说道。

"呃……很好，看来……你已经恢复得差不多了。我是说，我们可以回去了。"说话间，Tendo 收回了天马行空的想法，悄悄地把手中刚顺来的另一支中性笔放回了原位。

笔是医院流通的货币

人们只知道书是人类进步的阶梯，却不知道笔是医院流通的货币，被人装在白大褂兜里，演绎权力的游戏。

——Tendo

年轻时的 Tendo 在医院的前三个月，丢了足足 18 支笔。而这 18 支笔换来的，是他对当时那个微型社会的清醒认识。

这 18 支笔，有的放在白大褂兜里隔夜失踪，有的被笑里藏刀的师兄师姐当面夺取，有的被他亲如手足的兄弟假意借去从未归还，最惨的一支，他还没有来得及剥下笔尖上的红帽，就悄悄离开了他。那时候眼看着别人兜里的笔越来越多，他的兜里却始终跟他的内心一样，空落落的，仿佛一个黑洞，怎么填也填不满。

那时候，笔就是地位。

当一个人胸前有 1 支笔，ta 是刚进临床的同学。

当一个人胸前有 10 支笔，ta 是高年资的住院大夫。

当一个人的胸前有 100 支笔，ta 是痛定思痛，忍痛割爱，决定放手一搏，要做一个大胆实验的 Tendo。他曾经花了血本，想看看偌大的东单三条综合卫生服务站，究竟有多少支笔。

他用经典的标志重捕法标记了 100 支笔，假装放在病房里供人取用。一段时间后，他游走于各个病房，又随机偷回了 100 支笔，结果惊奇地发现，只有 1 支做了标记。他谨慎计算，大胆假设，这个看起来不大的地方，也许有整整 1 万支笔在流通。正因为笔跟货币一样珍贵，他把这次大胆的实验大胆地叫作"撒币实验"。

心血并没有白费，就像物理学家开尔文一样，Tendo 总结实验数据，提出了一条简单而又惊人的定律：笔既不会凭空出现，也不会凭空消失，它只会从一个病房传递到另一个病房，从一个白大褂兜里转移到另一个白大褂兜里，而笔的总量保持不变。

科学跟爱情一样痛苦，但有着爱情难以媲美的吸引力。Tendo 曾自诩为哥白尼，纵使受到非人的折磨，也绝不会停止追寻真理的脚步。直到那一天。

在为了进行撒币实验从别的病房拿笔的时候，他被两位同学当场抓获，被用坚硬的叩诊锤狠狠地叩击了下颌和测试了病理反射。这比火刑还痛苦的折磨让他不得不暂时忘记笔、权力与科学。

"我坚信那一天会到来的。兜里的笔就算放上整整一年也不会丢，每一支借出去的笔都可以被完好地还回来，每一个人的兜里都有用不完的笔。"

年迈的 Tendo 躺在病床上这样说道。他双眼直勾勾地盯着他的管床大夫胸前的笔，眼角不觉淌下了两滴浑浊的泪……

皮卡龙妙蛙

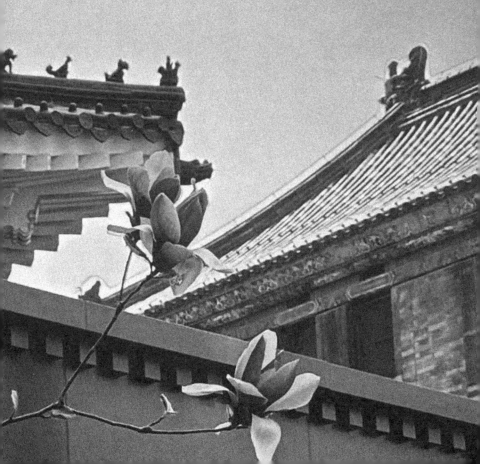

百味人生

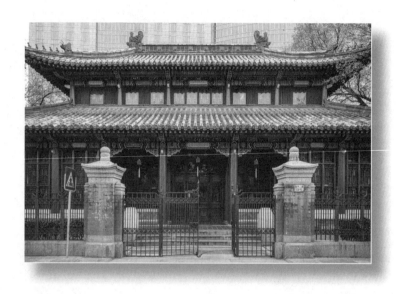

　　人间的事，便如同食物的调味，能够把握方向，却难以精确控制。每一次新的尝试，每一回新的考验，每一个新的机会，都会带来无限可能。有时候事情发展的趋势不同于我们所想，结局苦涩难忍；有时候无意间坚持的小事却能生出美好的结果，让人欣慰。个中的烦恼和痛苦，兴奋与快乐，遗憾同希望，枯燥与坚持，酸甜苦辣，五味杂陈，又是只有自己才能体会的。学会不动波澜地接受这一切，与世界与自己讲和，才是我们漫长而丰富的修炼。

一场父母健康保卫战

小孩儿总爱把"十万个为什么"挂在嘴边，而为人父母的职责之一便是尽心尽力地解答。由此，父母的权威形象便立住了，在孩童心里神圣而不可动摇。

但随着孩子长大成人，接受越来越多的系统的科学知识，他们逐渐发现曾经是绝对权威的父母，是会相信微信群中的致癌谣言的人，是坚信"小病不用治，大病治不了"的人，是不愿意花钱看病却会为保健品一掷千金的人。

该选择以科学为武器冲锋，争取将父母拉回正道，还是相信沉默是金，放任他们慢慢沉沦？一场以爱为名的没有硝烟的战争，就此打响了。

——"协和八"编者

喝粥不营养？可我们从小喝到大！

我妈妈是勤劳而手巧的主妇，包揽了家中的一日三餐。每日睡前，都会跟家人讨论明天的早餐准备什么吃食。这天，就早餐该吃什么，一家人展开了争论。

妈妈坐在沙发上看电视，随口说道："明天的早餐，咱们喝粥吧？"

坐在一旁玩手机的我抬头，回道："喝粥没有营养呀，都是碳水。"

妈妈一愣："那我放点红薯进去，煮红薯粥？"

我笑了一下，说："那岂不是碳水加碳水，碳水爆炸？"

妈妈怒了，斥道："我根本就不知道你说的碳水是什么！"

我想了想，解释说："碳水就是糖类。粥里的大米主要成分是淀粉，淀粉就是一种糖。跟大米相比，红薯的脂肪含量比较低，纤维含量比较高，更健康一些，但它仍然是以淀粉为主要成分的主食。所以你煮红薯粥，就是碳水加碳水。"

妈妈坐直了身子，说："碳水又怎么啦？我们从小喝粥当早餐喝了那么多年，你的意思是说我们这么吃都是不对的？我可接受不了。"

我叹了口气，有些苦恼："碳水是给我们的身体直接提供能量的营养物质。如果摄入过多，它就会被转化为脂肪储存起来，那你就变胖了。但是蛋白质就不同了，你吃蛋白质，它会变成组成细胞的结构性物质，会让你长肌肉。之前张文宏医生不是还上了热搜吗？他说孩子们早餐应该多喝牛奶，多吃鸡蛋，少喝白粥，就是因为牛奶和鸡蛋里蛋白质含量高，而粥里基本都是碳水。张医生因为这个被微博上的一些人攻击，说他崇洋媚外，但他说的是对的，他只是想让孩子们加强营养。"

妈妈沉默了，不得已暂时败下阵来："好吧好吧，那我在粥里加些青菜和瘦肉总行了吧？"

我见好就收，乖巧地点了点头。

为增加父母的营养学知识而做出的努力，大概有了初步的成效。

是药三分毒，做这个检查有什么用

妈妈进入更年期，出现了一些与雌激素水平急剧下降相关的症状。我为妈妈挂了妇科的号，劝她去咨询一下能不能采用激素替代治疗（HRT）。

妈妈有些犹豫，说："我周围的同事、朋友，可没听说有谁去做了这个治疗的。"

我给妈妈分享了一篇专门讲这个疗法的推送，循循善诱道："她们没有做过，你就不能做了吗？你看这个推送里说的，在国外这种疗法已经被广泛接受了。只不过在国内，大家的认识还有限，接受的人还不多。但它是有明显的好处的呀，雌激素水平下降会增加心血管疾病、骨质疏松、老年痴呆等的发病率。你接受激素治疗，不仅可以改善现在的症状，还能预防以后得这些病呢。你要敢为人先，争当新时代女性！"

妈妈的顾虑还是没有被彻底打消："是药三分毒，长期吃这种激素也不好吧？"

我拍了拍她的肩，说："所以让你先去看看医生怎么说嘛。医生会判断你现在的身体状况怎么样，能不能用这种疗法，用这种疗法是不是利大于弊。咱们要相信医生呀。"

妈妈被说动了，终于同意去看诊。医生开了许多项检查，其中一项是骨密度检查。妈妈觉得这个没什么用，便拒绝掉了。回家后她跟我说，这检查肯定又贵又没用，医生怕是要吃回扣的。

我听后太阳穴突突地跳，瞬间觉得有点高血压，禁不住提高声音说："妈！你女儿可是未来的医生，你怎么会有这种想法？做个检查，医生能拿到什么回扣？他们给你开这个检查，只是想对你的身体有一个全面彻底的了解。骨密度检查是看你有没有骨质疏松。雌激素跟身体里钙的调控密切相关，你现在雌激素水平急剧下降，有可能会造成骨质疏松。而且现在还是冬天，太阳光少，你的身体对钙的吸收也更少了。医生开这些检查，都是有道理的，咱们应该听医生的。"

妈妈妥协，说："好吧，那我下次去复查的时候，医生要我做的话我就去做一个。"

一股"老母亲"的欣慰感油然而生，我松了口气。妈妈终于开始了 HRT 疗法，相关的症状逐渐得到了改善，至少睡眠质量有了明显的提升。希望妈妈能少受更年期之苦，身体好些，让我多孝敬一下她。

小酌一杯没事，他喝得比我凶多了

爸爸将近五十了，快到知天命的年纪。这大半辈子过下来，不抽烟，不好赌，没有什么不良嗜好，唯独钟爱喝点小酒。用他的话说，不过是时常"小酌一杯"，但这小酌的频率，不说天天喝，起码一周好几天会喝。

我对此颇为苦恼，时常在他耳边念叨"少喝点酒，喝酒伤身"。但他从来是左耳进右耳出，还说等以后我挣了钱，不用给他买别的，买些好酒孝敬他就够了。爸爸总说他这辈子，也就这点爱好了。

我不忍强制剥夺他的喜好，但医学生的本能和为人儿女的良心让我也做不到放任不管。于是只能寄希望于经常说说这个话题，让爸爸有一天能幡然醒悟，从此远离酒精。

某天我烤了鸡翅，爸爸以此为由又要喝酒，我在一旁开口："喝酒是很多疾病的风险因素。像你现在咳嗽老不好，跟喝酒也是有关的。往严重了说，还有胃癌、肝癌、心脏病等。"

爸爸不以为意，搬出他的例子："你看你爷爷，喝酒喝得比我凶多了，现在不也挺好的吗？有些人喝酒啥事没有，有些人不喝酒还毛病一堆。所以说这个事情啊，说不清楚。"

我深吸一口气，告诉自己不气不气要耐心，接着说道："哪里说不清楚了？你不能用个例来代表一般情况，从而得出结论呀。喝酒是很多疾病的风险因素，这是从统计学上来说的，是通过成千上万人得出的结论。当我们说喝酒对身体不好，是说喝酒会增加你得病的概率，而不是说你一定会生病。决定一个人会不会生病有很多种因素，其中基因背景是影响最大的，但这也是我们没办法改变的。我们能改变的是什么呢？就是后天的这些行为因素，比如喝酒。你少喝一点酒，为自己减少一些生病的概率，这样不好吗？再说了，现在的医学发展水平是有限的，很多病是没法治愈的，治疗的过程中也会有很多副作用，会带来生活质量的下降。不要抱着得病了治一治就行的想法，咱们要从源头上去预防它。"

爸爸闭口不言，不知道真正听进去了多少。这么多年他总是如此，不善言辞，说不过便沉默，但仍然在内心里死认自己那份理，坚决不改。

没事，没必要，不会的

爸爸爱喝热茶，吃热食，刚出炉的烤红薯直接入口。我只能在看到时努力制止，抓住机会不断重复说："这么热的东西会把你的食道烫坏，增加食道癌的风险。"爸爸总不听劝，只说他觉得不烫。我回道："不是你觉得不烫就不烫的。当食物的温度到达 50℃的时候，你可能还觉得只是温热，但你的口腔黏膜和食道细胞已经叫苦连天了。"

煮面被烫伤，爸爸也不愿搽烫伤膏，只觉得没事。咳嗽多年不愈，我怀疑爸爸患了慢性支气管炎，他却从来不去三甲医院仔细看看。对于商业医疗保险，爸爸也总是说没必要买，觉得自己是不会生病的。

这桩桩件件，背后都是代际观念的交锋，是在无数家庭中日日上演的爱与无奈。但耐心与关怀不总是无用的，爸爸在我殷切的目光中被迫搽上了烫伤膏，在呼吸门诊被诊断为咳嗽变异性哮喘并遵医嘱服药，也终于同意为自己购买医疗保险。

他大概也知道，女儿说的种种虽然他不认同，但终究是出于对父亲的爱。

父母幼时家境不好，如今的许多习惯，大抵也只是想为子女省钱。但身体健康是无价之宝，省了小钱，却可能因小失大。更何况于子女而言，父母的身体好一些，胜过金银无数。

在一次次的交锋中，我大概也能猜到，他们只是不愿承认自己是错的，倔强地想要保留为人父母的权威性。而且随着年纪的增长，他们对这个世界的理解和认知能力也在逐渐下滑，有些于我们而言轻而易举、理所当然的事情，对他们来说却难以消化和接受。

小时候父母牵引着我们去认识这个世界，现在也该由我们来作为他们与世界之间的桥梁。多一些耐心，多一点关怀，尽自己所能去陪伴与沟通。

　　毕竟世事纷杂，爱虽最简单不过，却也拥有最直击人心的力量。

维罗妮卡

和大多数人一样，读大学才是我真正的第一次离家。

那时候，北京到重庆最快的火车是 T10，需要接近一天的时间。还记得有一年春运，学校没有订到这一趟车，给每个回重庆的学生订的都是一趟 L 字头要开 52 个小时的车。大冬天我们自己走到北京站，跟排着长队的人群一起惊心动魄地抢票，能把这趟 52 小时的车换成三十几个小时的绿皮车就是一件幸事。

从清华大学回到协和医学院的第一年，开学的第一天正好是元宵节。当时，班主任将亲手煮的元宵送到宿舍，希望给大家一种家的感觉。

随着开始见习实习，也就彻底告别了寒假，和正式工作一样，只有春节长假，"长"到只有短短的几天。渐渐地去北京变成了回北京，犹记得实习那年回京恰是正月初五，在飞机上俯瞰整个北京上空绽放出朵朵"破五"的烟花。回到新开路胡同时已是深夜，烟花爆竹的喧嚣已经消散，那有些昏黄的灯光竟然有一种熟悉的温暖。

再回家已是大半年以后，母亲用极其轻描淡写的口吻告诉我，父亲在几个月前曾经住过一次院，甚至还差一点做了手术。而我竟然毫不知情。这件事也是我在毕业之后直接选择回到家乡的重要原因。

父亲一直有病，又是属于讳疾忌医那种，所以我在他身边怎么都会好一些。

在家工作，安排做个检查，找其他科室的同事帮忙咨询一下病情，开个药，倒也确实方便。

只是，也因为家与医院的距离就在半个小时的车程之内，所以一到春节排班，也没法以回家过年作为理由。春节的班儿通常不是大年初一，就是除夕。有时候还不止一个。

春节期间有的病房几乎就是休假模式，长假前的最后一天大量的病人办理出院，只剩下几个实在出不了院的病人压床。但是血管外科画风截然不同：我们科的最高纪录是在大年初一收了13个病人。要知道，以中国人的性格，大过年的不到万不得已是不会去医院的，所以在大年初一来看病并住院的可想而知都是些什么病人。

平生的第一个通宵就献给了2014年的大年初一。每年除夕，主任都会亲自下厨做菜带到科室里慰劳值班人员，因为菜很丰盛，往往还会剩很多，第二天接着吃。我那天就匆匆地吃了两顿这样的饭，然后就是不断地开医嘱，写病历，谈话签

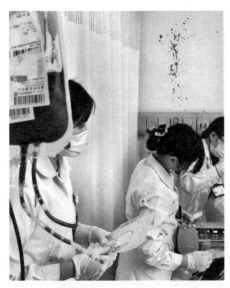

2015年春节期间一次对抢救病人的紧急会诊。
墙上的血给人印象极深

字，打电话汇报请示……

凌晨2点多跟主任一起做手术，做完的时候已经是早上6点。

因为回家和主任同路，所以那天早上是主任送我回家的。

下车的时候主任笑着说了句："以后会经常这样的，习惯了就好。"

重庆的冬天很少出太阳，夜与晨没有那么明显的分界，只有逐渐提高的能见度。在分不清是雾还是霾填满的空间里，还嗅得到烟火的硝味，听得到扫把扫去昨夜鞭炮纸屑的声音。

很多事，可以从不习惯到习惯；也有很多事，还没有来得及习惯，就要改变习惯。

2015 年春分院开业，我被分配到了分院，开始从事一个亚专科领域的工作。因为这个细分领域，结果我成为 2018 年援外工作募集时唯一一个专业对口的备选对象。

于是 2018 年夏天，飞过半个地球，在与北京时差 12 个小时的地方，我开始了一段全新的经历。

然而仅仅抵达半个月之后，父亲意外地发生了脑出血。

那天本来是去看日出，因为云层遮挡最终也未见，但几个小时之后接到家里打来的电话。

万里归家路。

在法兰克福机场等待转机的时间里，时不时会想起几个月前父亲突然对我说的话："如果我病危了，不要插管，不要抢救，受不了。"

我一度以为最后可能是我来拔掉父亲的气管插管。

结果下了飞机，直接去的殡仪馆。

那天重庆的阳光，亮得刺眼。

后来我一直试图从各种叙述中还原父亲病发那夜的场景，想象母亲一个人面对这种突发状况时会是如何慌乱无措。

无法想。

只有在再次挥手告别时的那句"平安归来。"

2019 年春节，第一个在海外的春节。除夕夜在大使馆一起庆祝，结束时全场高唱《歌唱祖国》。

在那个情境下，唱这首歌竟有种热泪盈眶的感觉。

随着阅历的不断增长，家也是一个不断扩展的概念。

在异国他乡，祖国就是家；在太空流浪，地球就是家。

它是你的来处，是你回望的方向，也是艰难险阻挡不住的归途。

自得麒乐

协和爱情故事

那个长得很帅的男人

和吴小姐的爱情起源于清华的生化课。

我是大二那年从工科院系转到她们班的。转系过去的第一学期就是全英文授课的生化课，那门课给我留下了毕生难忘的印象。上个学期我还在学电路原理与信号系统，下个学期我就对着一堆永远背不完的分子结构，迷茫又无助。

吴小姐那个学期是我们班的班长，比较早加了我的微信，她就成了我当时课下学习生化知识时求助的唯一途径。我常常微信找她答疑，她也总是耐心给我解答。再加上那个学期因为学生节的班剧一起合作，她就逐渐成了我在新班级里关系最好的人。

我们俩早期的相处模式比较像网友，微信上话很多，但其实除了开学的班会之外，很少见面。有一次，我约她在三教门口碰头，找她借一本学习资料。见面前我在微信上问她：

"你还记得我长什么样吗？"她说："你长那么帅，我当然记住了。"然而，到了三教之后我在她面前晃了三个来回，她看都没看我一眼。直到我在她面前站住，直勾勾地看着她，她才意识到我就是那个长得很帅的男人。

从我的女朋友变成了我的妻子

虽然吴小姐在包括学习的很多事情上都拖沓而温吞，但在爱情这件事上她高歌猛进，果断勇猛。我们两个在一起是她先表白的。

有一天晚上，她突然约我去操场散步。我当时很犹豫，因为生化课马上就要考试了，我当时还在焦头烂额地复习，所以对于花时间出门散步有点舍不得。但想到她是我在新班级里的良师益友，值得我分出一些宝贵的复习时间，而且另一方面我也有些担心，如果我拒绝了的话之后还能不能再继续问她问题。我放下课本就出了门，结果想不到她竟然突然开始表白，而我当时也就那么答应了。

之后的五年就这么过来了，她也从我的女朋友变成了我的妻子。

吴小姐，兔子，和她没用的男人

在清华的时候，上哪门课选哪个老师是自己定的，再加上

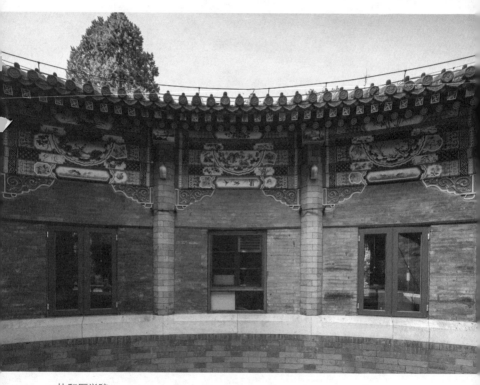

协和医学院

我中途转系过来，很多课的进度和她不一样，所以我们一起上课的机会还不算很多。到了协和之后，所有课程都是安排好的，我们两个的所有课都在一起上，平均每天见面时间超过八小时，简直是情侣快乐课。

比起一起坐在教室里上课，一起做小组实验无疑是更有趣的。吴小姐平日里很喜欢动物，但其实很怕和动物接触。虽然一直说以后要一起养猫养狗，但路上每次遇到小狗都会立刻躲到我背后。但谁能想到，实验课上的吴小姐像变了一个人一样无所畏惧。实验课上要用到的兔子养得白白胖胖，好勇斗狠，我手刚碰到兔子身上，它就一跃而起，吓得我赶紧缩回手。吴小姐看不下去了，出手迅捷一把拎住兔子往怀里一搂，转身就往座位走，留我在她身后大加夸赞。

吴小姐，兔子，和她没用的男人。

首先就是我们更贫穷

因为准备结婚，和一些之前的朋友重新有了联系，会请一些她的或者我的朋友来家里玩。和圈子外的朋友聊天交流之后，会逐渐发现一些不同。

首先就是我们更贫穷。

同龄的朋友基本已经在工作或者读博士，大都实现了起码的经济独立，还有着养猫养狗的自由。而我们两个每个月拿着学校给的微薄的补助，还需要双方父母每个月的接济，极其不洒脱。

与此同时，读书太久的另一个后果是让我们两个的思维方式和朋友们产生了轻微的脱节。结婚后碰巧遇到她不幸骨折需要照顾，于是我们开始搬出去住。我们对每天单程一个多小时的通勤痛苦不堪，但是聊天发现朋友们好像对于这种通勤习以为常，也不觉得难以忍受。

我和吴小姐吐槽，他们是怎么做到每天经过了漫长的通勤回家之后还有力气做科研和学习的？随后意识到我们已经工作的朋友是不用在下班回家之后继续做科研的。

想到这里我就看开了，然后在她痊愈后火速搬回了学校住。

医生的另一半大多是同行

之前听说医生的另一半大多是同行。

最早体会到这一点是发现医院里许多老师的丈夫或妻子的确都是院里的同事，再后来发现班里的同学都纷纷和自己同班或者同校的人谈起了恋爱，直到最近我发现有些同学已经开始参加各种交友联谊会和相亲了。我总觉得下一步的发展就是朝阳公园的相亲角。

我跟吴小姐说，想不到我们的社交圈这么小，大家已经开始靠相亲来寻求突破了。她说，你不要身在福中不知福，如果不是我，说不定你就是参加这种相亲局最积极的一个人。

我觉得她说得对。

婚前准备

准备婚礼是一个琐碎但令人满足的过程。大到婚礼现场布置，小到现场歌单，都由我们俩设计把控。

吴小姐喜欢庄重的，而我喜欢搞笑的。在入场音乐的选择上，吴小姐想要迪士尼音乐，而我想要马达加斯加。最后我们商量了一下，她允许我把马达加斯加放在退场音乐里。

在准备伴手礼的时候，我们定制了两款印着我们婚纱照的明信片，在明信片空白的背面写了对远道而来的朋友们的感谢。

写的时候我和吴小姐都有点犯难。她努力写得更加情感真诚，我努力让人认清我写的是什么。

婚礼的日期是年初定下来的。我们俩刚从我老家大吃大喝了几天回北京，上了体重秤之后互相给对方打气：还有几个月就要举行婚礼了，婚礼前一定要减肥。

然后晚饭点了两个人都想吃的炸鸡。

最后我的减肥成果是，从年初回家的 140 斤，长到了 145 斤。

接亲小挑战

在接亲的时候，进门要回答伴娘提出的问题。这些问题是吴小姐和伴娘们一起设计出来的。我很好奇问题的内容，偷偷

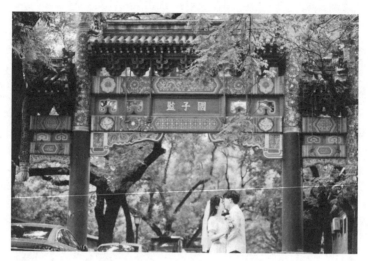

结婚了

问了提前看过问题的朋友，但他们都守口如瓶。

我仍不死心，问："那可以透露一下是哪方面的内容吗？"朋友犹豫了一下，说："我觉得你可以按照准备博后应聘和毕业答辩的水平去准备一下。"

我有点慌了，博后应聘已经过去了好久，而毕业答辩还没开始准备，那四舍五入我不就是对这些问题毫无准备吗？

我难以想象这种场景，我穿着大红礼服喜气洋洋地来接亲，伴娘突然问我："如果你在急诊遇到一个胸痛患者，你都要给他做什么检查？考虑哪些鉴别诊断？"

我赶紧去央求吴小姐，不要在接亲的时候问我临床问题，否则接亲不顺事小，暴露出我的临床能力缺陷事大。吴小姐说："好。"于是我就安心回忆我们两个的生活琐事。

结果接亲当天，第一个问题就是："吴小姐的毕业课题题目是什么？"所幸我凭借记忆里的只言片语，和伴娘不是医学生，以几个关键词蒙混过关。

写婚礼誓言

在婚礼前两天，我的婚礼誓言还没写完。

总是写着写着就卡壳，完全找不到灵感。于是我给自己想了个办法，婚礼誓言和毕业论文一起写。

婚礼誓言写着写着，卡住了，就写一会儿毕业论文。毕业论文写着写着，又不知道怎么写了，再回过头写一会儿婚礼誓言。

就这么写了一天。誓言还没写完，论文也没写多少字，手边的魔方倒是转成了很多次。

不行，再不写完来不及了，总不能真像每次考试复习似的，当天早上还在挣扎。我赶紧翻了翻自己以前写过的推送，勉强找到灵感，写完了誓言。

写完之后，就开始动起了小心思。我开始旁敲侧击，问吴小姐誓言写完了没有，写了多少字，还偷偷问看了我们俩誓言的伴娘，问她觉得我们两个的誓言谁写得好。

最后发现吴小姐不光写得比我快，还写得比我好。

亲爱的吴小姐：

我曾给你写过很多情话，却很少直接对你宣之于口。我这个人有好多缺点，怕尴尬，爱害羞，总是寄希望于就算不说，你也能把我读懂。虽然你总是说，这样已经很好了，但我知道，明明说一句"我爱你"就会让你开心好久。所以今天，此时此刻，我想对你说。

有人说过，人这一生中，遇到性，遇到爱，都不稀罕，稀罕的是遇到了解。你知道我最喜欢的动画片是《头脑特工队》，知道我最爱看的电影是《真爱至上》，知道我喜欢出去打排球，喜欢喝可乐。

但是我也有好多你不知道的事。

我最喜欢的动漫是和你一起刷的《小排球》，最喜欢的游戏是和你一起玩的《双人成行》，我喜欢你看同人小说的时候露出的快乐的笑，喜欢你吃完饭皱眉拍着肚子后悔，喜欢你每天赖床直到我抱你起来，喜欢你在我突然唱起土味情歌的时候自然地接上下一句，我喜欢你那么认真地喜欢我。

我曾认为，每个人都是一个完整而独立的个体，我们很难与别人悲欢相通。但是现在，我是如此真切地因为你的快乐而开心。所以未来的每一天，我愿意给你做你想做的菜，陪你看你喜欢的动漫，记得买你喜欢的花花，无论遇到什么困难都做你坚强的后盾。

我爱你，吴小姐。

fyb

我今天好看吗？好看就多看一会儿。

从门口到仪式台这短短的一路，我们走了七年。我记得我们在一起一个月的时候，你和兄弟喝了酒，给我发信息说好想立刻娶我啊。当时我们都觉得是一个玩笑，但是现在，我竟然真的和 18 岁喜欢的人结婚了。

我们一起成长，也相互支持，我们对世界的理解，对感情的期待，都不断传递给彼此。我们像世界上大多数情侣一样平凡地相爱，但你是我平淡生活里的英雄梦想。

今后的日子，也希望我们永远保持有趣的自己，有点奇怪也没关系，因为我们是彼此最好的观众、伴侣和港湾。我们会一起努力，一起赚钱，一起吃很多美食，一起去很多地方旅游，一起把 18 岁的喜欢，变成 80 岁的相伴。

谢谢你一直都在。

吴小姐

论文致谢

好不容易把毕业论文的正文写完，到了致谢部分。

由于八年制学制特殊，我们没写过本科毕业论文，熬了七八年还是第一次有机会写致谢。其他专业的朋友的致谢五花八门，大家都铆足了劲儿。

吴小姐很早就充满期待地问我准备怎么在致谢里感谢她，她自己的致谢写完之后还兴冲冲地发给了我。

我充满期待地一眼扫过去，没看到我名字。稍仔细地看了一遍，还是没看到。最后从头到尾仔细读了一遍，发现原来感谢我的文字藏在她致谢父母那段的后面，占了两句话的篇幅。我气死，她给室友都写了整整一段。

为了报复她，我在我的致谢里把对她的感谢写到了她感谢我的文字的两倍长。

我要感谢我的妻子吴小姐。我无比庆幸生活中出现这样一个人，她是我的同学，我的伴侣，是我的老师同时也是我的学生，是我的美食与动漫鉴赏同好，我生命里无数悲喜的倾听者，也是这精彩世界的分享者。我们恋爱七年，结婚两年。感谢你，亲爱的吴小姐，你让我拥有了爱人的能力，也让我踏实而温暖地坚信我值得被爱，值得拥有这个世界上最炽热的感情和最美好的事物。

婚后做饭

因为住的地方离学校比较远，通勤不方便，因此结婚之后开始过着稳定的周中住在学校，周末一起回家住的生活。

这种体验比较有趣，周一到周五的生活里基本都是工作和科研，周末回家则开始享受完全不一样的家庭生活。不知道是不是因为新婚燕尔，我对这种生活充满兴趣。

首先就是做饭。吴小姐以前几乎从没动过火，我也是在家的时候心血来潮才会和妈妈学学炒菜，很难自理。所以刚结婚的那段时间，做饭一直让我俩头疼不已。

结婚后头一个月，吴小姐因为骨折在家静养，我在家里跟着菜谱学给她熬大骨头汤。虽然我们两个医学生都觉得这可能对恢复用处不大，但反正聊胜于无，而且我俩也的确都挺想喝的，于是就开始兴冲冲地动手实践。但其实直到她骨折恢复得差不多了，我俩才对吃自己做的饭产生积极态度。

和亲戚朋友聊天的时候他们最常问我的问题就是我俩在家谁做饭，我每次都回答说一起做。事实也的确如此，每次做饭都是我们两个一起，她负责调酱汁，我负责其他所有步骤，包括从洗菜切菜开始到吃完饭后的刷锅洗碗。

结婚之前她就和我撒娇让我答应，以后家里的所有家务，从做饭、洗衣服到打扫都是我干。但是每次我一个人做饭都会觉得不平衡，于是就把她拎过来给她分配了一个调酱汁的活儿。

在做饭上我们两个的风格也略有差别。我做饭比较像做实验，严格按照规程来，每一步都照菜谱上规定的时间计时，各种调料的量也要用厨房秤把控。

而吴小姐则比较率性而为，每种调料加多少喜欢凭借自己对这道菜的理解，有时候菜谱上的调料家里没有，她还会灵活更换成家里有的东西。刚开始我还想着纠正她，后来发现她随意调的酱汁也挺好吃，就随她去了。

除了做饭，在家里免不了还有各种各样的家务。有一次和朋友们聊天，我吐槽家里的家务都是我在干，吴小姐还振振有词地反驳："家里的衣服是洗衣机洗的，地是扫地机器人扫的，除了做饭你还干了什么？"

我一时间哑口无言，觉得自己简直是 1982 年生的金智英。

婚后第一次过年

因为疫情的关系，再加上医院实习管理比较严格，我们不得不在北京过年。去年也是一样，当时班里所有同学都不能离京。吴小姐是北京人，虽然去年过年的时候我们两个还没领证，但她还是好心收留我，带我回家和她家里人一起过春节。

可想而知我当时有多紧张，明明吴小姐还只是见过我父母一面，一起吃过一顿饭，而我就要去人家家里住一周了。

吴小姐家里有人也是医生，听她和我说，有时候人家还会偶尔考一考她的医学知识。因此去她家之前我甚至还自己偷偷把贺银成的书又过了一遍，生怕年夜饭的时候突然被考，让她家人觉得我不学无术。

今年过年情况有所好转，虽然还是在她家过年，但是因为领了证，仿佛一下子从流水实习生变成了铁打住院医，底气十足。

过年期间吃得太多，吴小姐开始拉着我一起运动。最开始我们一起玩 switch 上的一个跳舞游戏锻炼，后来她觉得运动量太小，于是就改成了一起跳燃脂操。

吴小姐以前学过跳舞，各种动作都做得有模有样，但我不行，常常做着做着就变成了单纯的开合跳和挥动手臂，被她形容像一只手舞足蹈的猩猩。但是吴小姐的弱点是体力不行，于是我开始拉着她一起跳帕梅拉，里面的动作重复、简单，但是运动量大，充满着深蹲和波比跳。每次练到一半她就会瘫倒在瑜伽垫上，眼神像一条死鱼。

这么练了一段时间下来，成果显著，虽然体重没怎么下降，吃东西的负罪感倒是大大降低了。

拥抱小甜剧

之前常常听人说，另一半是同行的好处是可以互相理解，有共同话题。的确，每天晚上和吴小姐散步的时候，都有聊不完的话题，从今天上班时自己收了一个什么样的病人，搭了台什么手术，到自己重修的稿子审稿人给了什么修改意见，之后还能写点什么东西。

但坏处是，这么一趟散步下来，我常常觉得好像比散步前更累了。

于是后来我们两个开始控制聊天内容，一旦发现又聊了很久工作或者科研，就会及时喊停转换话题，或者在开启这类话题之前先问一下对方："你现在累吗？我想和你说说某某方面的事情。"

除了工作方面的事情，我们两个最喜欢聊的就是医院和同学的各种八卦。

我太喜欢八卦了，每次和吴小姐聊完一段工作之后我都想奖励自己听一段八卦。对于别人的私事其实我不喜欢去打听，但是每次周围有人聊起什么事情我总是支起耳朵听得特别起劲。

　　每次吴小姐从别的地方打听来的消息我也听得特别起劲，比如"你知道某某吗，他和以前的女朋友分手了，和某某在一起了"，诸如此类。

　　《令人心动的 offer》第三季开播的时候，我们两个常常周末一起边吃饭边看，一边看一边点评里面实习生的表现，看到里面实习生被领导提问的时候还会互相考查记不记得这个知识点。

　　一直到后来被吴小姐叫停，她说感觉现在周末吃的饭都像是工作餐。

　　在那之后我们吃饭都只看小甜剧。

　　最近看了一个剧在讲高中生的恋爱。看到里面男生女生闹矛盾的时候，她常常握着拳头感叹："我就知道，我就知道，这帮高中的小男生就是这样的！"我盯着她看："你对高中小男生的想法了解得挺清楚，高中的时候没少经历这些啰？"

　　我和吴小姐是在她大二的时候认识的，对她高中生活并不了解，很多是后来聊天的时候偶尔提及的。只知道她高中的时候有一个男生喜欢她，一直到她大一的时候还在给她送礼物，其中还有一个滑稽的抱枕，一直到我们俩在一起后才断了联系。这件事被我后来打趣了很久。每当我想继续追问她高中情史的时候，她就会反将一军让我自己先老实交代。

我是在和吴小姐一起很久之后才知道她高中其实是一个很典型的好学生。因为刚认识的时候，在我印象里她就是一个每次考试周都要和我一起复习到头大的普通女同学。结果后来一次偶然聊天我才知道原来吴小姐是当年北京高考的前十名。我知道后看着她仔细端详了半天，也没看出来一个三好学生的影子。

后来我和我妈说了这件事，我妈沉默了一会儿，说："你在咱们镇子也没考进前十啊。"过了一会儿又问我："人家姑娘为啥会喜欢你啊？"我无语。

雷厉风行的吴小姐

从好几年前开始，我就偶尔在自己的公众号里写点东西记录我和吴小姐的生活。因为圈子比较小，读者基本只有我的同学和朋友们。

有时候他们也会给我一些反馈，吴小姐自己也常常向我抗议，说我在推送里总是把她写得不够聪明，也不够勤劳。

在一篇推送里，我写了她在很多事情上比较拖沓。她后来和我说，她的朋友们读后都觉得有些差异，因为觉得她明明是一个雷厉风行的人。

在这一点上的确是我有失偏颇，因为平心而论在包括工作的很多方面她都是一个行动力比我更强的人。

举个例子，她总是能在收到修改建议的当天就完成修改重新提交，从不留到第二天；以前我们还有作业的时候，她也常常在我开始动笔之前就完成了。

我们两个的爱情有许多节点也是她主动推进的，比如：主动和我讨论敲定领证的时间；趁我不备和餐厅的工作人员商量好，在吃饭的时候偷偷换上白纱裙在餐厅的外面向我求婚；独自找好拍婚纱照的公司，并且和工作人员把细节全部谈好；等等。

怪不得大家都会觉得吴小姐是一个根本不拖延的人。但在我眼里并不是这样的，因为她好像把所有的拖延症都留给了我。

主要是在约会上。

我们两个每天晚上的散步，通常是两个人各自吃完饭之后说一声，然后在楼下见面。

自从搬了宿舍之后，我们两个的宿舍之间的距离远多了，所以会约着在宿舍之间的一个路口见面。但基本每次都是我到了路口见不到她人，于是就往她宿舍的方向走，一直走到她楼下才看到她缓缓下楼。

好不容易有一次，我出门后中途发现没带房卡，就折返回去拿上后又重新出门，导致她在路口等了几分钟才见到我。那天她见到我就开始耀武扬威："你看你看，你也有今天，这次是谁迟到了？"

付逸博

一些当了父亲才明白的事

一

从武汉返回北京之后，我们趁着 5 月疫情相对好转的这段时间，重新租了一个面积大些的房子。主要的原因，还是夏小帅同学出生之后，家里的东西持续不断增加，原来租住的屋子着实是无法下脚了。眼瞅着他逐渐会翻身会坐，总想着得给他弄个稍微宽敞的地方学爬学走路。

新屋子在二层，楼下就是绿化带，透过窗户可以清晰地看见小区里的人，听见他们说的话。就在昨天下午，刚到家就听得院子里一个男孩儿哭声凌厉，另一个中年男人不断呵斥。听了几句，大约是这孩子推搡了其他的小朋友，父亲批评了几句，孩子就开始号啕大哭。也许是心烦，也许是挂不住面子或者其他什么我尚不能体会的心情，孩子的父亲异常生气，厉声呵斥的同时，还动手打孩子屁股。结果这小孩就哭得更凶了。

过了一会儿再看，画风突转。父子二人靠在墙边谈开了心。小孩儿虽然还时不时抽泣一下，但已经不再号哭，父亲则语重心长地跟他掰扯起是非曲直一二三四。

我猜，这也就算是告一段落了。

转念又不禁想，将来小帅同学若是犯错误，我会气得动手打他吗？

二

在我的印象里，父亲几乎没有打过我。唯一一次可能屁股上挨了几下，是因为还不到上学年纪的我，就敢从几层楼深的地基坑边沿往下跳，还觉得自己很了不起。最后被父亲抓了关进厕所里不给吃饭，但也只是关了一顿饭的时间。

还有一次惹父亲生气比较厉害的，是1992年《新白娘子传奇》热播的时候，我因为要看剧不肯睡觉。父亲生硬地关了电视机，不懂事的我哭喊着"打爸爸打爸爸"，母亲拦都拦不住。我哭累了睡过去，一早醒来发现满屋子酒气。原来是父亲对我的话认了真，喝了一夜酒。我怯生生地看着父亲躺在床上红着眼睛没精打采的样子，赶紧跑过去认错。父亲则只是掉眼泪。

再后来的岁月里，也有让父亲生气的事情，但主要都是贪玩、青春期叛逆之类的事，不记得再有过去那么厉害的冲突了。

尤其是中学以后，因为课业还算顺利，自己莫名地自信心膨胀，渐渐觉得身为力学专业大学教授的父亲竟然连些奥赛物理题都算不明白，觉得跟他没什么好聊的。而且父亲那段时间总是出差，最忙的时候一年恨不得有一半的时间不在家。我们之间的交流就愈来愈少。

后来大学录取通知书来了，父亲希望我学工，但是我有些想做医生。正在犹豫期间，父亲犯了一次短暂性脑缺血（TIA）。人生中第一次坐救护车，没想到就是陪着父亲。好在结果无大碍，但是我学医的想法就愈加坚定。我一整个暑假都泡在水木清华 BBS 上询问转系的相关操作，自己也准备了厚厚一沓以现在眼光看土得掉渣的简历。不管父亲怎么碎碎念，我都不为所动。

我上大学临出发之前，父亲专门给我写了一页纸的琐碎嘱托，大道理居多。我看完了全然不放在心上，开始了八年北京求学路。

三

可是上大学之后，因为课业吃力、心理适应不好、身体出状况等一系列原因，我多少遇到了一些困难。

这个时候跟父亲隔得远了，反而交流多了。每周都要打一两个电话，即便说不了几句话，也总要沟通一下近况和情绪。

父亲也会借着出差的机会，隔三岔五来看我。我记得很清楚，我们一起吃过紫荆的米线、万人的盖浇饭还有七食堂的包子和牛肉饼。

这段时间，父亲对我的要求反而降低了。不再像过去那样希望我考出好成绩，总是说，能过就行，能过就行。后来我因为生病以及贪玩落了课程，差点挂掉生化二。我在电话里问父亲："我是不是让你很失望？"父亲说："没有，不要乱想。"

好在自此以后，我收敛了心性，调整了心态，后面的学业和求职总算没出岔子。

四

搬了新家之后，小帅也逐渐长大，我们开始给他准备餐桌、爬爬垫、床围、辅食用具等一堆东西，哪一样都不少花钱。

"四脚吞金兽，人形碎钞机"，这话着实不假。

现代的父母估计都是一样焦虑的，不知道怎样才能给孩子最好的。而除了人生哲学、做事道理这些虚的东西，"最好的"估计都要花钱。

院子里经常有半大的小孩儿追逐嬉戏，拿水枪的，骑小车的，滑滑板的，"装备"一个赛一个地高级。等看到还有小孩儿专门开的迷你小汽车，我和妻子相视苦笑。

想起小时候，父亲用完整的一段竹节钻开一端，一根筷子裹了布条塞进去做了个简易的水枪。我还记得跟小伙伴们打水仗，射程卓越，从不落下风，很是惹人羡慕。

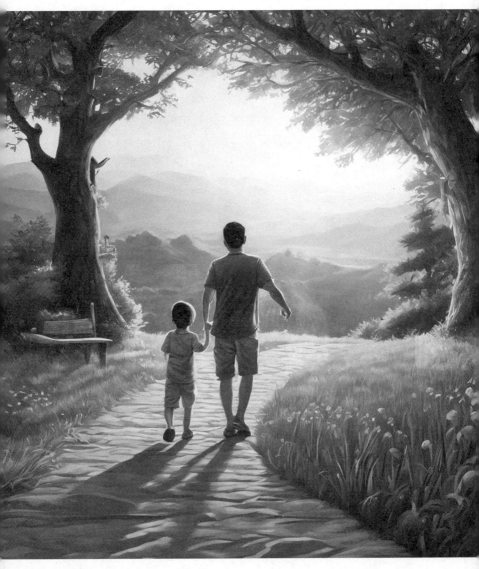

父与子

我还记得 20 世纪 90 年代虽然家里不富裕，但是如果我考试成绩优秀，还是隔三岔五会得到些奖励。现在想想，那都是父母节衣缩食省下钱买的，却被我摆弄几下之后就束之高阁了，真是惭愧。

前几天，妻子在网上挑来挑去，看上的想给小帅买的东西，都不是很便宜，即便"6·18"有活动，还是觉得有些贵。她犹豫着问我："买吗？"

我说："买。"

五

我有时会问还啥都不懂的小帅："将来你想不想做医生？"小帅眨着眼睛，一脸呆萌。

我自己做医生快八年了，有时还是觉得辛苦和烦躁。这些负面的体验可能主要不是源自工作量大，而是其他一些我无法改变和控制的东西。

我的这些烦恼，父亲都知道。他自己的学生一个个趁着中国基建快速拓展的机会发展得很好，故而在很长一段时间里父亲对于我做医生都不是非常理解。

2014 年我在国外学习期间想着带父母转一转，结果阴差阳错父亲一下飞机就得了肺炎。作为一个内科医生，我凭借听诊器和随身带的抗生素在住所给父亲治疗。一周后父亲基本复原，在金门公园里散步的时候，幽幽地说了一句："还好你是医生。"

2016年爷爷诊断出肺癌，整整一年零一天的时间里，我跟父亲有了更多的沟通和交流。父亲一开始担心支气管镜的风险，后来爷爷做化疗阶段他又揪心，像无数我见过的家属一样准备向爷爷隐瞒病情，再后来进入姑息阶段父亲从焦虑不安到逐渐平静。每一步，我都以医生和儿子的双重身份陪着他。等到一切结束，父亲说："幸亏你是个大夫。"

这一年里，父亲侍奉在爷爷身边，按照爷爷的想法翻修旧屋，按照我的建议安排治疗，非常辛苦，瘦了20多斤。

六

2020年2月6日下午5点，我接到医务处电话，通知第二天出发去武汉。

我给远在西安的父亲去了电话，他在电话那头长叹一声，紧接着就说："该去就去吧，谁让你是干这个的呢？"

在武汉待了两个多月的时间，其间经历了一些考验，情绪和思想上的起伏也是有的。不管几点，下了班，我都会和父亲聊一会儿，不开心的，令人疲倦的，无奈的事，说一说，也就没什么了。

这两个月的时间，对于初为人父的我来说，有别样的煎熬。妻子一个人在家带娃，我却无法给予实质性的支持，惭愧和自责是难免的。我走时小帅还刚满月，没过几天，眼瞅着小帅的眼睛里就有了神采，逐渐知道盯人，慢慢地会抬头，会翻身，长牙。

我无比期待能早点回到家里，也总有人问我为什么孩子这么小还要出来。

其实我的想法很简单，我是要尽力保护家人。而作为医生，支援前线就是我保护家人的方式。我希望将来我能挺着胸膛跟小帅说："面对瘟疫，爸爸没有当逃兵。"

七

过去两个月，我开始努力减重，跑步，节食，到目前已经瘦了十斤，跑步也从以前三公里跑不下来到可以一次跑六七公里。

妻子说我跟以前不一样，变得更顾家了。

其实我觉得我是更怕死了。经历了过去几个月，我越发体会到意外有时候来得毫无征兆。我怕我自己身体出状况，给家人添麻烦，所以希望做些改变。

今天早上跑完步回来，在小区里看到一个有脑血管病后遗症的五六十岁的男人，由一个二十几岁的小伙子面对面双手托着腋窝，蹒跚学步。

那样子，和我扶小帅学步的姿势几乎一样。

八

父亲在 5 月底终于有机会来北京了。他和小帅一起玩耍，非常开心。他总是说小帅皮肤白，我们总算是"翻身农奴把歌唱"了（父亲和我皮肤都比较黑）。

每天小帅下楼遛弯，父亲第一个跳起来跟着去，积极得很。他还会不停地跟小帅讲："咱们不念书，不学习，好好玩就行。"甚至有一次，我在电脑前工作的时候，父亲抱着小帅过来说："快，给你爸电脑尿一泡。"

一副老顽童的模样，全然没有过去的严肃。

后来北京疫情反弹，我赶紧给父亲买票让他离京，因为西安还有老人在。

临走那天，年近 70 岁的父亲脱了鞋，坐在我们新买的爬爬垫上跟小帅一直玩，抱着他，舍不得放下。

傍晚我送父亲上车，车窗颜色深，望不很清楚里面。我们彼此挥了挥手，车就开动了。

九

我逐渐发现，有些事，是做了父亲之后才能想明白的。

父母对子女的爱和付出，基本上是无条件的。我们会为怎样才能给孩子创造物质充足无忧无虑的生活环境而焦虑，我们会希望孩子在长大的过程中躲开病痛和意料之外的困难，我们期待孩子心地善良、知书达理，故而准备了一大堆不知道他／她听不听得进去的说教，我们还担心宠坏了孩子使他／她不能适应社会的多变和复杂将来碰壁吃亏。我们毫无准备地进入为人父为人母的角色，笨拙而生硬，怀揣着这些希望、焦虑、期待、担心，和孩子一起慢慢成长。

我突然之间发现自己的生活重心和想法改变了，以前在意的很多事情和家人相比都似乎没有那么重要了。为了家人，我可以忍受以前忍受不了的委屈，我可以吃以前吃不了的苦，我可以容忍以前容忍不了的事。只要是为了家人，我似乎什么都可以做到。

以前父亲为了给我更好的生活，忙的时候一年有半年在钻工地下隧道，但是在我需要他的时候他也总会及时出现。他为了爷爷，虽然也会忧愁烦恼，但是更多的还是竭尽全力地照料和赡养。他是个很普通的关中男人，一辈子没有什么名气。不过在我眼里，他依然是这个世界上最伟大的父亲。很遗憾，我却从来没有鼓起勇气跟父亲说过，我很爱他。

我现在也是做父亲的人了，不知道小帅同学懂事以后，我们能不能像我和我的父亲一样，有充分的交流和沟通。我希望能帮他过得开心和充实，也会尽力用我有限的经验去教育和引导他。当然我也知道，到最后他毕竟会有自己的人生。不知道到那时候，小帅想起我的絮絮叨叨，能不能体会到我是多么爱他。好笑的是，即便对于还听不懂话的小帅，现在我也只敢趁着没人的时候，抱着他，在他耳边悄悄说一句：

"爸爸爱你。"

我们不像西方人，表达情感的时候总是强烈而直接。中国的父与子之间，这些说不出口的爱和牵绊，含蓄而深沉，持久而牢固，代代相传，绵延不绝。

夏　鹏

五味人间

行　医

2018 年，学习去成为一个初年的专科大夫，懵懵懂懂，跌跌撞撞，迷迷糊糊。有太多的知识令人好奇，也有太多的困惑难以解答。换了角度参与病人的医疗，更加频繁地接触大师和前辈，就越发感到自己经验的不足，决策的稚嫩。

重新审视自己过去几年做医生的过程，对病人诊疗事无巨细的操心自然带来了一些体会，但是如果希望更宏观地把握疾病的演进转归，希望在局势不明朗时的分析决策能够稳健，就深刻感受到，还是应该钻研疾病的机制。事务性的工作，再烦琐也总能解决，探索性的尝试，再简单也是充满变数。自己过去几年荒废了很多时间，深感遗憾。

也会在某些时刻，觉得事情多得做不完，睡眠不足，烦躁不堪，恨不得扔下一切。过去的我就会去逃避和抱怨，向前辈和同伴传播负能量。但是这一年也了解到老师们和前辈们的不易。哪一个人没有压力爆棚的时候？哪一个人不用去平衡工作和家庭？哪一个人没有身不由己的时刻？又有哪一个人是生而知之，不用一路学习求助的呢？想明白这些，自己的抱怨也就少了些，对未来短时间的目标也就能看得清楚些了。咬咬牙，再坚持坚持。

做成的事还是太少，学会的本领也仍然有限，面对逐渐在我面前铺开的未知的路，心中惶然，唯有小心翼翼，边走边看。大家说行医行医，估计指的便是在这无尽崎岖的小路修行吧。

家　属

从 14 年前开始，我就努力学习成为医生，正式持证上岗也到了第七个年头。看过了一些病人，也经历了一些考验，习惯了身披白衣出现在病人和家属面前，渐渐忘记了，我还有一个不变的身份，就是家属。

过去两三年，家里人生病住院的次数也不少。有的是难以挽回的恶性疾病，有的是似无大碍却着实烦人的慢性疾病，还有个别病因少见的疾病。一直以来，我自认为面对病患时基本能易位而处。直到自己作为家属，直接或间接地参与到家人的医疗过程中，开始作为被告知和谈话的对象时，我才深刻体会到病人家属心中那份犹疑和慌张，伤怀与不舍。于是能够以更加平和的心态去接纳和理解家属的不容易，甚至是那些不合理或看上去自私的要求。是啊，如果能够留住最亲的人，换了我，什么代价我也愿意，谁又不想让自己的家人得到"最好"的呢？

令人唏嘘的是，风险与收益，痛苦与康复，放手与陪伴，权衡之难，个中的纠结反复，有时会让人彻夜难眠。

病　人

今年的另一次值得纪念的经历则是真真切切做了一回住院病人。去年下半年，我开始频繁发作化脓性扁桃体炎，工作、生活受到很大影响。每个月总有那么一星期是发高烧输抗生素的，搞得我总是担心自己要得肾小球肾炎，天天注意看尿色，要么就担心自己吃乐松太多要得间质性肾炎，简直是丢死个人。

于是下定决心，在3月初把扁桃体切掉。拜托了老师帮忙主刀，又找了同窗八年的兄弟麻醉。即便如此，临上手术台，却还有些忐忑。我完全信赖耳鼻喉科老师的刀法和同学的手段，我只是对自己的烂命有些担心，生怕来个困难气道大出血什么的。同事们都和我开玩笑说："你要不要放个动脉血压监测，再在监护室备张床？"

手术自然很顺利，推完丙泊酚（麻醉药）之后睡的那一觉非常解乏，再醒来就是在恢复室里。麻醉科同学铁着脸跟我说:"夏老师,你不能再胖了,管都不好插。"我的扁桃体反复炎症后粘连导致剥离不太容易,后果就是术后我喉咙足足疼了三个星期,吃不了什么正经东西,体重直线下降,走路都轻飘飘的了。实验室的小朋友们还要了我的一小块扁桃体组织走,说是要做炎症指标的免疫组化阳性对照。

手术的效果也很明显,此后上感发热远离我已经八个月,当时掉的体重又都涨了回来。想想上个月还和嘱咐我减肥的麻醉科同学约了顿烤肉,不禁掩面。

虽然是个小手术,却劳动了不少人,对于师长和同事的关心、家人的照顾,对于身为病人的担心、期待,甚至是无聊,体会更深。小病如此,我便有这些想法,更何况那些罹患重病、恶性病的病人,他们的焦躁不安,希望和失望,当更加能体谅。

团圆与告别

国庆假期,找机会回了趟老家探望父母。

父母是真的慢慢变老了,虽然行动都还算敏捷,慢性病控制得还算好,但是精力、食欲都不比过去。早十年会觉得跟父母可说的话没那么多,倒是现在,会喜欢和父母坐着有一搭没一搭说些家常话,看一会儿电视。这种闲适和放松,对于在大都市打拼的我们,显得弥足珍贵;伴随阅历渐多而来的那份淡然,更会将我内心的焦躁和不安消弭于无形。母亲的手艺依然会让人吃撑，父亲也依然那样健谈。母亲喜欢拿着手机和 pad 看网络小说，以前总被诱导着充值，现在也学会了看免费的。父亲喜欢看电影，学会了微信支付后就买了网络电视账号。对于想 Wi-Fi 密码都要半天的他们来说，虽然对新事物的理解和热情不如年轻人，但是也依然努力想要跟上时代的步伐，略显笨拙，却也实在可爱。

儿时的玩伴也一年多没见了，约出来坐了坐。大家都各自忙碌，成家立业。难得的是，这几个人一起长大，即便很久没见，再相聚时依然是熟悉的。大家也没有类似于同学聚会之类的寒暄和攀比，有的只是对儿时趣事的回味以及对彼此的关心。

西安城却实实在在地和我脑海里的印象很不一样了。地铁纵横，新楼林立。想去博物馆找找旧时记忆，却发现陕博从小时候门可罗雀的样子变成了网红，回民街也从大家想要改善伙食时的第一选择变成了令人敬而远之的喧闹之所。白庙村口当年两块钱一碗的魏家凉皮已然开到了协和医院门口，但也有更多给我的童年带来满足感的吃食，比如街边架起炉灶大铁锅现炒的孜然牛肉夹馍，比如油炸的皮薄馅满的韭菜粉丝菜盒子，再难寻觅。

回家自是团圆，中国人对家族凝聚的渴望和重视几乎渗透进了所有的传统节日中，除夕、上元、清明、端午、中秋、重阳……既是脱胎于过去农耕时代人们对土地的依赖，也成就了中国人家族内普遍的互帮互助。可是随着社会的演变，为了各自的追求，年轻人纷纷离开家乡出外求学工作，安家于异乡，团圆就变得不那么容易了。短暂的相聚过后，便要和生养自己的父母，一起傻过疯过的玩伴，以及小时候看烦了的景致和吃腻了的食物，再次分开。谁都是陪自己走了一段路，然后互相告别。

有时候会觉得，人生就是不断从团圆到告别，再从告别到团圆。以前总觉得告别是为了下一次相聚，待到经历过永别，才知道每一次团圆的机会，是多么重要。

五味人间

最近又出了非常受欢迎的美食纪录片《风味人间》，从早年的《舌尖上的中国》到现在，人们在通过画面领略各地美食的同时，也在回味自己的成长。烹饪自是为了生产美味，但是并非每一次出手都能尽善尽美。之前的探索和磨砺，遗憾和失败，材料的变幻莫测，时机的转瞬即逝，压力和赞美并存，是每一个在厨房里打拼的人都要经历的体验。

生活，亦是一般。

我过去一直很苦恼，因为即便听了很多道理，读了很多故事，却总觉得难以经营好自己的人生，无法满足身边的人的期待，也不能轻而易举地处理遭遇的事情。哪怕是件熟悉的小事，做到让人无法挑剔，也觉得异常困难。

经历了很多事情，看见了很多人生，才渐渐明白，人间的事，便如同食物的调味，能够把握方向，却难以精确控制。每一次新的尝试，每一回新的考验，每一个新的机会，都会带来无限可能。有时候事情发展的趋势不同于我们所想，结局苦涩难忍；有时候无意间坚持的小事却能生出美好的结果，让人欣慰。个中的烦恼和痛苦，兴奋与快乐，遗憾同希望，枯燥与坚持，酸甜苦辣，五味杂陈，又是只有自己才能体会的。学会不动波澜地接受这一切，与世界与自己讲和，才是我们漫长而丰富的修炼。

毕竟，这五味人间，人生百态，是很值得用心活一回的。

夏　鹏

那根将家人拴在一起的丝线断了

外婆在我对面，坐在轮椅上，干瘪的嘴像反刍的老牛慢慢咀嚼。她对我说："瞧你饿瘦了，家里怕是没米了。"我说："吃过了，别担心，家里有吃不完的粮呢。"她边说"你骗不了我"，边从身旁摸索出几百元钱递给我，让我去买吃的。多年来，在晚辈面前，老太太总用这种方式维护着尊严，也代表她对我们的关爱。

十分幼稚又莫名其妙的对话，外婆和家人每天都在进行。她甚至会在半夜惊醒，然后大嚷着有警察要来捉她。诸多滋味想必只有老人也同样患痴呆症的家庭方能理解。

外婆中年罹患脑出血，在缺医少药的年代，奇迹般地恢复，并没留下严重后遗症。可正如任何隐患只要时间足够长总能显现，她的病也不例外。中年时坏死的脑组织，年老带来的脑神经细胞减少、脑循环变缓和几十年高血压导致的脑血管弹性下降，共同加速了老太太认知障碍的进程。我起身推她到床上休息。肠道术后的恢复是一个漫长过程，营养吸收变差，加上缺乏有效的身体功能锻炼，她的肌肉萎缩，皮肤没了弹性，松散地包裹住骨骼，臀肌已无力承受骨盆的长时间挤压。假使她坐的时间足够久，我完全可以预料到屁股下面将要产生压疮。

实际上，她可以安稳地坐在家里。无法想象我和家人都经历了什么，母亲护理外婆做出的牺牲更是无法估量。假使有人对人到晚年可能面临的事情还一无所知，通过我外婆的晚年，也许会从一个侧面有所了解。

和许多人的童年一样，我从小就住在外祖父母家。我的外公在七十多岁死于心脏骤停。去世前几天，他总是感到憋气，偶尔胸口隐隐作痛，也会在躺下休息时忽然坐起大口喘气，然后下地打开窗子透气。可惜我直到很晚才知道这些都是心脏病的前兆：大口喘气是因为缺氧，缺氧是因为红细胞数量减少，红细胞减少是因为血流量的下降，而血流量下降最终是因为那条冠状动脉的狭窄。他在一个三伏天闷热的傍晚出门散步，炎热的天气加重了心脏负担，加上缺乏足够的氧气供给，最终心脏骤停。他倒在河边的小路上，再也没能起来。

像外婆这一代人，日子从来就不好过。饥荒时期，偏又赶上连年战火；日本鬼子的飞机投下炸弹，落到地上，炸死了人，掀起房屋般大小的土块。她站在弹坑边，眼看着地下水泉涌般哗哗地向外喷。对老太太来说，大半生受过的苦难已使她生活得小心翼翼，接下来的日子没有理由不能将就过去。所以在我读高中，外婆查出子宫癌晚期时，即便巨大的肿块已经压得她子宫脱垂，她仍云淡风轻地说："这辈子啥都经历了，没怕过。你们不要怕，也不要哭，没什么大不了的。"那时我还没有读医学院，只知道外婆怕是不久就要离开我们了。她的手术很成功，老太太也确实让我们见证了一回奇迹：术后因为首次化疗药物不耐受，倔强的外婆便拒绝了任何治疗，直到现在已经健康生活了二十多年。

外婆陪伴我升学、毕业，直到我工作多年，所以我也见证了她逐渐迈向衰老的过程。起初她因为膝痛（医学上叫作退行性关节病变），走路开始变得迟缓。下床时，需要原地站立好久才能行走。她喜欢传统蹲便，因为膝痛，只好改用坐便。随着时间推移，我开始听见她用脚拖着鞋走路的声音。后来她为了不打扰我，也可能是为了保持惯有的利落作风（她把这看作人老后最大的尊严），她偷偷光脚走路。

因为衰老，她的膀胱开始松弛，容量减少，尿失禁随之而来。即便她把尿湿的衣裤藏起来，可我还是偶尔发现她尿在去卫生间的路上。悲剧还是发生了。一次起夜，她没来得及开灯，结果重重摔了一跤，跌断了右侧大腿的股骨颈。因为是某种骨折方式的巧合，她当时并未失去活动能力，依旧坚持为我准备了早餐。第二天，她便被推进手术室。躲过了卧床老人易发生的严重下肢血栓和并发症，经历了静养、功能锻炼、复查，终于在摔伤三个月后，她又奔赴厨房为我做了我爱吃的炖鱼。此时她已经快 90 岁了。

另一个微妙的变化是母亲察觉到的。她来北京探望我们，很快注意到外婆性格上的改变，她悄悄和我说老太太好像哪里不对劲。或许是朝夕相处，我并未发现有什么异常。我和母亲开始回想，意识到她很可能是老年痴呆了。外婆以前很喜欢自己亲手做饭，不知从何时起，她变得不再热爱烹饪，甚至不再热爱生活。厨房疏于打理，开始偷吃我的零食，越来越像个孩子。她会无缘无故地和邻居哭诉琐事，担心年轻时遭受的悲剧重演，以前那个处处要强、带给我无比强大的精神信念的老太太不见了。

至此，我开始察觉到她衰老进程的加速。在这之后她又患了一次脑梗，只能勉强扶着助步器小心翼翼地行走，左摇右晃，像个蹒跚学步的孩子。整个人也变得沉默寡言起来，这种沉默更像淡漠，明显不是刻意的。我甚至察觉到我们之间的疏离，那根将她和家人牢牢拴在一块儿的看不见的亲密的丝线突然间崩断了。我亲爱的外婆，她似乎开始按照自然界交给她的剧本，按部就班地离我们越来越远了。大自然不但一点点夺去她对身体的支配权，也同时剥夺了她原本与家人的亲密关系。

果不其然，她在一次腹疼两日后查出小肠梗阻，原因是老年性胃肠动力减弱、二十多年前子宫癌根治术留下的腹腔瘢痕，这些导致粘连梗阻的发生。当时我们对保守治疗尚抱有一丝希望，但老太太的身体状况却在迅速恶化。她开始无法平躺，只是半靠在床上休息，人也开始烦躁不安，呼吸急促起来，大口大口地从胸腔里咳出泡沫似的痰。监护仪在床头报警，我看见她的心率逐渐升高，像汽车的转速表，飞快地越过限速值。肠道梗阻增高了腹腔压力，毒素的吸收、居高不下的血压，使她原本脆弱的心脏不堪一击，已经无法再进行强有力的收缩。她的心脏开始衰竭，我担心的事情发生了。

她随即被转入重症监护室。外婆好像把这次视为大限将至，大哭起来。我握着她的手，心如刀绞，眼泪止不住地滴在我下垂的眼镜片上，又在上面汇聚成流，啪嗒啪嗒地落在她年迈的手心。护士示意我早些离开。我走出去，自动门渐渐关上，我看见她望着我的泪脸缓缓变成一条窄缝，最后消失不见。我在门外只是站着，像是身处林中，周围尽是厚厚的迷雾，大脑僵在那里，想象着护士们手忙脚乱，监护仪的报警灯不停地闪烁。这一切，都像无声的黑白电影般进行着。

我似乎可以透过那扇大门，透视外婆那颗疲软无力的心脏正在压榨动力，肺部压力增高，她开始缺氧，缺氧又反过来加重心脏负荷。我猜想这会儿她在吸氧，不知道她舒服些了没有。她的肾脏想必只感受到了血流的减少，开始帮倒忙，不但没能主动排除多余的水分，反而转向囤水。我又猜想，护士可能已经给她注射了利尿剂。

我用行医若干年形成的不成熟的经验胡乱分析着，相信很多同行也有这个习惯。在那静止的几秒钟里，我的确感受到了时间的漫长。我的师兄劝我尽快做决定，再犹豫怕是会失去手术机会了。我和父母商量了一下，决定孤注一掷。做手术意味着要承担术中心脏并发症带来的高死亡率，另外还有术后无法预料的种种未知。但如果放弃手术，原发疾病就会持续存在，其他任何治疗方案都将指向心脏衰竭加重，最后她将因为缺氧窒息痛苦地死去——被自己的肺淹死，因为那不多的液体聚满了双肺。

外婆再一次从手术室出来，看起来一切顺利，她戴着呼吸机被送往术后重症监护病房。基本的医学素养提醒我，老年人术后如同飞机着陆，是全程最重要的危险期。

在这里我想提醒诸位，尤其是非医疗行业的大家：对于老年人患病，我们不能仅仅关注具体疾病的治疗。年老意味着身体素质的全面滑坡，我们见到的健硕老人，也许只是处于身体崩溃的边缘，各个器官的功能急剧下降。器官的代偿能力是我

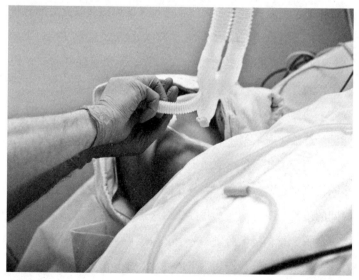

气管插管

们能否经受得住异常状况考验的重要指标，而老人各个器官的代偿能力无疑是很弱的。住进重症室的老人，往往意味着生与死的界限变得模糊不清，随时有发生意外情况的可能。实际上，留给医务人员发挥的空间十分有限。当一个老人开始出现器官衰竭，在死亡线上苦苦挣扎时，必须承认，医学常会束手无策，无助与迷茫混杂，一边眼睁睁看着疾病抢占上风，另一边为治疗的局限叹息。

如开篇大家看到的，外婆早已出院，回归到家庭生活中，但某种程度上她已成为我们家的"负担"。术后外婆老年痴呆加重，他人眼中儿孙围膝的天伦之乐，外婆恐怕也难以感知。关于我们在是否手术这件事上如何做出决断，恕我无法展开庞杂的讨论。我知道的是，在性命攸关的十字路口，选择会因各自出发点不同而指向截然不同的方向。比如在外婆住院期间，与她情况相似的病人，家人同样选择了手术，病人却因为术后诸多难以预料的并发症，最终没能熬过来。对我们家而言，外婆虽如愿以偿地脱险，可术后经历的千辛万苦已然无法言表，加上接踵而至的母亲日夜颠倒的护理，使这段经历成为大家心中永远的痛。

我们常在累得一塌糊涂时问自己，当初的选择真的对吗？这么做真的值得吗？

还有件事至今仍令我无法释怀，那便是在重症监护室，外婆术后拔掉气管插管时，对我说的第一句话："我想死。"

司　琪

那棵村口的老树

我们亲爱的老外婆

"你外婆最近一直腹胀便秘,下班回家前先去看一下。"

大年三十的中午,老妈在我下夜班的时候打电话说。彼时的我还是兴冲冲的,那会儿过年期间的排班已经出来了,除夕夜、大年初一都有得休,初二照例去外婆家拜年,这将是本年度最好的一次节日排班了。

听了老妈的话,心情不禁有些沉重。对于行动不利索的外婆而言,便秘可是个大难题。如果是肠道的问题,过年还不好安排住院呢。

于是出发前,我匆匆钻进楼下的药店,挑了乳果糖、莫沙必利等药物,大冬天的多囤点肯定没错。

我们亲爱的老外婆,是一位资深的慢性病患者了。臃肿的身材、常年吸烟以及老照片中20世纪90年代的港风装扮,是我从记事起对她的整体印象。而作为乡村小学的退休教师，她威严中带着慈爱，总能让我们二十几个子女和孙子、孙女时常牵挂她的身体状况。

等我读上医科大学，慢慢才了解到她除了原有的高血压、糖尿病，还有因高血压导致的心功能不全，因常年吸烟引起的慢性肺疾病。因此戒烟宣教，是每年大年初二去外婆家拜年的例会之一。

给外婆查体

外婆的家，位于这座城市的城乡接合部，再往南走五公里便可听到大海温柔的拍打声。海浪冲刷出贫瘠的沙田，也能养育出夏日里最鲜甜的西瓜和玉米。但近年的大开发使它难以保持曾经山清水秀的模样，高楼及铁路横穿而过，大黄牛悠然吃草、大白鸭群嘎嘎叫着下水的情景也早销声匿迹。而我和老妈的每次探访，也从脚踏车到电动车，再到小汽车。车子在冬日的寒风中呼啸而过，一路上畅通无阻。"以后要多来看望外婆了。"我暗自想着。

到了外婆家，我仔细一看，外婆面色蜡黄，精神良好，可能是因为便秘的原因有了些许的焦虑。我连忙把带来的药交给舅舅，告诉他如何服用。思索了一下，还是做个查体稳妥一些。

毕竟不是专科人士，只粗略地按了一遍。中上腹轻微的压痛，无明显反跳痛，肠蠕动正常……稍微松了一口气。突然就压到了右上腹似乎肿大的结节，无明显疼痛，难道是胆囊？或者是胆结石？我不禁一头雾水，此前的腹部 B 超报告完全没问题呀。

想到各家都在准备过年，我也匆匆回家，准备过完年再安排详细检查一番。

无痛性黄疸，没有胆结石

大年初十刚过，过年的气息依旧弥漫在医院楼道里，一波新病人即将在节后随着寒流汹涌而来。投入工作的我还未来得及问候外婆，便接到舅舅的电话："你外婆这几天皮肤越来越黄，乡下大夫看了也觉得不对劲，说最好检查一下。"

于是安排了一个急诊 CT。外婆硕大的肚子、老慢支导致的桶状胸令她难以平卧，但为了配合检查，她尽力在忍耐着。

"腹部的影像我不会看啊。"我心里暗暗叫苦，先看看有没有胆结石吧。一边缓慢移动鼠标，一边思考可以请哪位普外科师兄帮忙看一下。

胆囊果然是肿大的，但是完全没有石头的影子，周围的结构也挺混乱的。我心里不禁咯噔一下，或许只是一块不显影的石头在暗中作梗吧，只能这样安慰自己了。刚好联系到轮科时跟过的师兄，连忙请过来帮忙看看。

"无痛性黄疸，没有胆结石，可能要做好心理准备哦！"

师兄说。

我的内心猛地一沉，八九不离十了。

治疗方案

安排好了住院，接下来是一系列的检查。增强 CT、核磁共振、消化内镜……然后是考虑治疗方案了。一方面同舅舅姨妈们解释这个疾病，让他们做好心理预期；另一方面心平气和地安慰外婆，连哄带骗地让她做完每一项检查。

在离确诊最近的时候，恍惚间我甚至觉得这是上天的玩笑吧。外婆前半生养育了两子四女，拖家带口四处闯荡，如今安稳下来子孙满堂，本该是享福的年纪，却得了这种病。但她的生命力是非常顽强的，甚至在临终的那一刻也是如此。

我们商定先做个 PTCD，等肝功能恢复了尽早安排化疗。考虑到外婆基础疾病多，风险过大，手术方案提前被家人否决了。

现在想来，此举实属无奈但确有必要。

PTCD 术，即经皮经肝胆管穿刺置管引流术（percutaneous transhepatic cholangial drainage），可快速解除胆道梗阻，改善肝功能，缓解炎症进展，为下一步治疗做好充分准备。

但是，有一根管子相伴左右，应该是一件很煎熬的事情吧。外婆向我叫苦："我一晚没睡好，左边翻身怕压到，右边翻身怕扯到，要等到什么时候才能拿掉？"我心里发酸，这一放，恐怕是拿不掉了吧。只得安慰她："相信郑医生，他医术高明，确定好了治疗方案就可以拿掉了。"

不一会儿她又困惑地问："人怎么会长这么大一块石头？"

考虑到外科病房的床位很紧张，我们暂时安排出院，居家继续进行护肝治疗。医生叮嘱家人绝对禁止吸烟。

等不到了

外婆的第二次住院也挺仓促的，开始吃不下饭，引流管放着难受。我跟师兄商量着，若是肝功能恢复良好，就尽早启动化疗方案。同期经 PTCD 管置入胆道支架，便可拔除引流管，兴许可以提高生活质量。

但还是等不到可以化疗的那一天。

持续的肝功能异常，退黄格外缓慢，难以代谢的化疗药将会带来无法预估的后果。这颗残酷的肿瘤如脱缰的野马，以极快的速度吞噬着她的生命力，令她眼眶凹陷，下颌瘦削，甚至在夜深人静之时开始令她周身作痛，如蚂蚁般啃噬着外婆的躯体。而吃了一辈子苦的她，宁愿暗自忍耐也不愿麻烦别人。

肿瘤的性质，经过病理科的师弟再次确认，是胰头部的低分化腺癌。这是一颗源自胰头的高度恶性肿瘤，它如同襁褓中的婴儿般不断被孕育，饥渴地蚕食着周围的血管和组织的营养，身形不断变大，直至一口吞下纤细的胆总管和十二指肠。被拦腰阻断的胆汁无从排泄，经肝脏逆流至全身皮肤、巩膜。

而缺乏胆汁的辅助，外婆从一开始的消化不良、便秘发展到后头的黄疸，这也合理解释了由内向外扩展的病症。

这是个毫不起眼的拐点，却注定了后续治疗的回天无力。

同肝癌一样，大多数胰腺癌患者早期症状并不明显，经常一发现便是晚期。倘若开始出现脏器功能的衰竭，接下来便是时间的问题了。

我们尽量采取了相对积极的支持治疗，但还是眼看着外婆进食愈发困难，开始出现肉眼可见的全身水肿。我们只能适当补充白蛋白，但随之而来的心衰、呼衰等一系列问题，即便是单独放在内科病房，也令人头疼。

她像村口的那棵老树，垂垂老去。

告诉，还是不告诉？

我独自思考，外婆会希望知道自己真实的身体状况吗？

作为手握第一手信息的医者，在临床工作中我们一般都会考虑到患者知情权的问题，顾虑的总是病人得知自己罹患某种绝症时，会加速病情的进展。可若是到了那一步，患者是否会选择接受事实并与死亡和解呢？这是个涉及自身尊严的伦理层面的问题，却往往令患者在找寻真相的途中付出生命的代价。

到了自己的亲人这里，我们也不约而同地隐瞒起了这件事，如同电视里演的那些桥段。

却不知对未知的恐惧更能压垮一个人。

外婆的身体每况愈下，她敏锐地感知着这一切变化，从内在的不适到旁人的异常关切。这种信息的不对等让她感到极度焦虑与恐慌。我们苍白的安慰究竟在治疗过程中起了多少作用？

这注定是个充满善意的遗憾，可在生命面前显得毫无意义。

不要忘记你的家人有多爱你

终究还是来不及了。

我没想到外婆的病情会发展得这么迅猛，待我赶回家帮忙取掉 PTCD 管及输液管，她的意识已逐渐消散，只是虚弱地呼吸着。她熬过了年轻时的苦难岁月，熬过了风烛残年时的肺病频发，却在这个温煦的季节，在夏夜的虫鸣中安静地走完最后一程，留给儿女们无尽的追念和悲伤。

送外婆的那天，几日来的阴霾天气倏尔转晴了。这个沿海的南方小镇在晨曦中显得格外喧闹，暖流从海面阵阵涌来，让乡间小路铺满了黄的红的鲜花。晨露仍未消散，伴着新燕的呢喃。不知另一个世界是否也如此美丽。

下夜班之后，我交完班便匆匆赶了过来。弄堂里人声鼎沸，夹杂着潮汕特色的锣鼓喧天，来自本地和外地的亲朋好友陪伴外婆这最后一段路。长辈们做完仪式，祈求接下来的路途顺风顺水。

而随之被带走的，还有年少记忆里的外婆家，以及那些无忧无虑的时光。我突然想起《寻梦环游记》里的一句话："不要忘记你的家人有多爱你。"

　　5月31日，即世界戒烟日，设立于儿童节之前，大概意在希望下一代免受吸烟的危害。又恰如年少时的我们，对外婆的习惯习以为常，却最终为这经年累月的习惯付出了令人痛心的代价。然而逝者已矣，生者如斯。

　　往后，我将在家园群里继续宣传戒烟。

高

我 cosplay 文身画插画，但会成为一名好医生

你脑海中的医学生是什么样子的？是每日早起晚归，奔波于解剖室与自习室之间，还是在考试前挑灯夜战，两眼昏花地与题集奋战到最后一刻？

但也有一种可能，医学生的生活并非我们想象的那样单调。丁晨缘是小编的高中同学，高考后我们都进入了医学院校，立志未来要成为一名医生。从她的微信朋友圈中不难看出她是一名"斜杠青年"，一位不那么"典型"的医学生。她向往医学，但同时也坚持着以艺术表达自我，cosplay 喜欢的动漫角色，打破大众与医疗从业者之间的壁垒……

那么，她是如何消弭自我表达与医学之间的距离的？对艺术的热爱又是如何折射到她的学医日常中的？她的讲述会给你一个答案。

——"协和八"编者

波希米亚：被生活打动的能力

我从小开始的艺术学习让艺术成为我的第二标签。

我平时会给喜欢的事物创作一些插画，假期玩一些动漫角色cosplay，以及美妆、摄影、后期制作；会拍视频，做手账，做b站up主；我喜欢打排球，是校女排队副队长；还喜欢音乐、音乐剧与戏剧文学。

如果要问我为什么会成长为现在这样，大概可以追溯到我在高中时特别喜欢的一部音乐剧——《吉屋出租》，那里面有一首歌叫《波希米亚生活》（"La Vie Boheme"）。有人解读道："波希米亚精神的内核是让自己拥有轻易被生活打动的能力。"保持着对美好、崇高事物的向往，让自己拥有一种对万事万物的好奇心，坚信坏的终将被好的代替。我喜欢这种精神。

在波希米亚精神的启发下，我广泛涉猎，让自己拥有知识的喷涌期，以行动朝着自己感兴趣的方向前进，参与了很多事情。

理想主义

我喜欢一个人物就会想动手描绘他，有一种理念想输出就写自己的公众号。这是一种让自我闪闪发光、让爱意翻涌不息的方式，它不只可以表达自己，还能引起他人共鸣，与志同道合的人不期而遇，将影响辐射到更远的地方。

比如，在 2020 年疫情严重之时，杀医、伤医事件的阴霾却笼罩着我们，杨文、陶勇、李文亮的名字不断出现在社会新闻中。希望你没有忘记那个暗淡的暮冬和初春。那个被隔离在家的假期我创作了一些漫画、插图，发到网上，得到了许多的转发和共鸣。

我想，这不只是对时事的记忆，也能把一些医学生的所思所想分享给大众，为突破医疗从业者和大众之间的壁垒起到更好的作用。

随着医学的进步，我们当下的医疗越来越重视心理上的关怀，甚至有人说，医学在本质上是人文学科。在临床上我们也越来越需要心中充满爱的医生，需要证明理想主义行得通的人。这一切的前提是，首先得有坚定的、不畏艰难的、能坚持从医之路的好医生。我的一位朋友说："如果你的爱好就是学医、搞科研，那当你的事业受阻、面临绝望的时候是无法硬闯的。你需要做一些别的事情去调整，去跳脱出来，而后更好地投入你愿一生坚持的医学事业。"

向飞鸟靠拢：一起向未来

此外，我还在班里担任班长，在校周恩来班任工作组组长，在校学生会任过职，获得过校级奖学金、社会工作奖。

2022 年冬奥会期间，我加入首都体育馆医疗专业组志愿

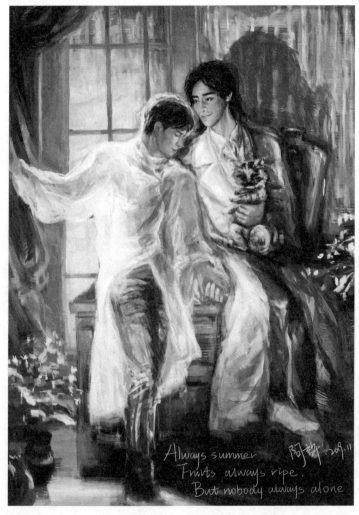

Always summer,
Fruits always ripe,
But nobody always alone

阿蚌·2019.11

作者以"云次方"为灵感创作的插画

者团队，认识了许多大医院的医生、护士。与他们的近距离接触让我看到，医生绝非冷漠无情，千篇一律，而是各有各的可爱。

我去细细地观察他们，了解他们。这些老师的存在让我更安心地相信，人可以在有条不紊地指挥团队、以高超的医术处理外伤、耐心问诊为人们排忧解难的同时，私底下富有人情的温暖：有每天坚持跑10公里的，有看澳网会尖叫的，有狼人杀技术高超的，有在医疗站给我们唱歌、跳舞的……这样的大有人在。

同时，坚持终身学习也是重要的一点。我们在诊室值班时有一位急诊科副主任一直坚持看一些计算机类的书，永远对知识好奇，喜欢自学武装自己，也常能对冬奥或是各类杂家知识对答如流。这是我很欣赏的样子。

所以，打开天窗吧！仔细观察周围的人，将欣赏的人身上的特质吸纳于自身，不欣赏的引以为戒，看到更多的飞鸟，然后加入它们的行阵。

保持远视

我喜欢一位微录主（vlogger）——井越，他读中山大学的哲学博士时决定辍学去做一名独立自媒体人。当他向导师说出这种想法时，本以为会遭到劝阻，但他的导师说："人在保持远视的时候，如果不断地有新的选择，就很好。"

我认为保持远视很重要，做事追求"笨鸟先飞"，提前做好构思和准备。这也无须成为一种负担，因为什么事情最后还是得脚踏实地一步一步来，进一步有一步的欢喜，中途改变方向也无须惧怕。

比如，我在大一时曾经因不适应第一个学期猝不及防的解剖课程及新的学习和考试方式而一度想退学重选专业。我大可以选择"自由轻松、放肆浪荡"（事实也许并非如此）的艺术，但后来我渐渐明白，艺术适合做我的白月光、纯粹的审美，而不适合变成讨饭的工具。

而同时，我对医学的爱其实一点都不少，只是因为眼前的辛苦而一叶障目、妄自菲薄。

我有一位和我情况类似的朋友，她本可以学擅长而喜爱的汉语言文学，却选择了建筑专业。她曾经饱受困扰，现在却在寻求一种平衡，选择了古建筑史——一个可以巧妙融合二者的研究方向。这在我眼里是非常棒的样子。

从那时起，我也渐渐开始涉猎生物可视化和医学插图这些领域，把我最爱的事情巧妙地变成交叉学科。久而久之，问题越来越少，方法越来越多。

找到医学与爱好的自洽

也许有人会说，我这样会不会玩得太杂了，文身啊，搞红的粉的头发啊，哪个都没落下，夸张的穿搭哪个都喜欢，哪像

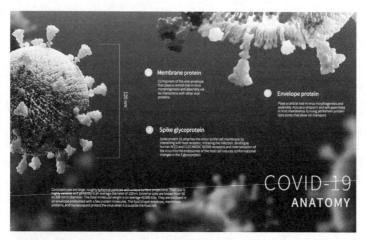

作者创作的科研绘图: COVID-19 ANATOMY

个要成为"传统意义上"的医生的人。

　　这学期我们刚刚进入临床阶段的学习，被告知不能再染发，戴夸张饰品，忙碌的学业也越来越挤占自我表达的部分。我在与朋友的聊天中想明白了：临床上考虑到病人的过敏、卫生、安全等问题，我会选择稳妥、专业，患者更易接受的方式；在假期里我自由地选择发色，做指甲，穿非常规的衣服，又有何不可？

　　所以，你要相信，随着社会的进步，自我表达和医生这个职业会有一个和解。我们要做的，就是用热爱与真诚对待自己未来的职业和爱好！

　　无论学什么专业，

无论从事什么工作，

人都可以活出不同的样子。

丁晨缘

是医学生，也是作家

写作之始

写小说是我高中时正式培养的兴趣，一直到大四还在继续写。每次回看七年前写的东西，我都会尴尬到脚趾抠地，但也很高兴——因为自己已经把这个爱好坚持了整整七年。除了12年义务教育，目前人生里应该没有比写了七年小说时间更长的事情了。

当然，我写的小说跟义务教育比起来，那可要不正经多了。

最开始的契机，是二年级时读完了七本《哈利·波特》，心情激动，以阿不思·西弗勒斯·波特（哈利的第二个孩子）为主角写了续集；虽然写得稀烂，但在八岁完成了人生中的"同人文首杀"。后来，我爸带着我跑了市区的四家书店，凑齐了一套《黑质三部曲》，我看完之后开启了"平行时空"题材的写作。没想到十年后的这些梗，当初我毫无意识地都玩了一遍。小学毕业前，我刷完了金庸全集，开始沉迷武侠题材。诸如此类的短篇小说我写了不少。

当然，虽然听上去很厉害，但至此都是在瞎写。剧情推进的节奏和人物刻画都非常生硬，主题也很单薄，完全是在自己的精神世界里陶醉。当时看过我的小说还能夸我写得好的，只有我的奶奶。

在架空的世界中寻找慰藉

上了高中以后，课业紧张，学习不得不更功利，而写小说费时费力，一开始我也以为已经无法作为爱好再坚持下去了。于是我非常自然（此处存疑）地用"追番"代替写作，作为解压方式。

然而，兜兜转转，后来我又开始写小说了。

这次的契机非常正经，是因为那时浙江英语高考试卷中第二篇作文的形式是续写和摘要二选一。续写，就是给你一篇英语故事的前半部分，让你根据剧情继续展开。这对当时的高中生来说挺难的，也是拉分项。于是，我平时没事就会用英语构思各种小场景，便于在考试时作为素材发挥一下。

而在命运转折般的 2017 年，我看了一部充满传奇色彩的日漫，名为《进击的巨人》。

那时的我还天真无邪，误以为作者谏山创会给我的偶像——调查兵团——一个完美结局。我满怀期待，而他更新得好慢（现在看来，某种意义上也是对我幼小心灵的保护）；于是，我自己动笔给调查兵团团长埃尔文写了"同人文"，而且把这篇文当作英文续写来完成。

由此，我写了差不多五万字的英语作文，涉及埃尔文、利威尔兵长、艾伦和三笠（这部群像番里的四个重要人物）。令人欣慰的是，他们虽然在原作里不是死了就是生不如死，但在我的同人文里还是能获得完美结局。

这一部英文同人小说，一直到高考结束了还在更新，到了大一才完结。我的英语高考成绩是否因此而提高，我不得而知，但它陪我度过了艰难而孤独的高三。

魔幻、穿越、平行时空、武侠，中文、英文，虽然我花样百出，但大多都只是在架空的世界里发挥。现在想起来，如果抱着一份事业心来看我的写作，上大学以前的所有写作不过都是在原地打转，自我安慰罢了。

分歧：选择自我还是迎合大众？

随着年龄的增长，留给"无意义的事"的时间越来越少了。很多时候，我赶着交作业，复习，考试，学辅修，也逐渐开始怀疑写小说的意义。虽然不可否认，它们带给我很多快乐，但在参与同行竞争后，一种不良情绪逐渐压过了原本纯粹的乐趣。

如果大家偶尔看晋江、LOFTER、AO3 上流行的文学，应该能体会我提到的微妙的不良情绪指的是什么。大多数时候，我想静下心来给我的主人公好好刻画一个形象，造一个有意义的人生。但受众不一定喜欢，毕竟大家往往是下班、放学后才看网文消遣的，三分钟能获得快乐，又何必看三万字来陪你研究你想传达的所谓高深的情怀呢？

而这时的我已经厌倦在架空世界里写作了，我想让自己笔下的人物变得平凡、市井、软弱、自私、聒噪、猥琐，甚至一无是处，但实际上，没人能在几分钟里理解这样的人物，也没人愿意浪费几分钟来看一些和现实生活没有任何区别的痛苦文学。在这种以帮助人们短暂逃避现实、获得快乐为目的的平台，如果我写沉重的现实文学，很明显是违反规则的，也是对读者的不尊重。

这里就出现了分歧。很长一段时间，我在"迎合读者"和"探索意义"之间摇摆不定，最后为我的"自命清高"付出了代价。

为自己而作

大三开始我停笔了一段时间，同时学业压力等原因也让我在现实生活中变得有些自闭。这时我开始重读收藏夹里吃灰的书，发现了如今我依然最爱的几位作者：石黑一雄、青山七惠、三浦紫苑、约翰·欧文、萨利·鲁尼。曾经我通过写小说获得精神力量，现在我通过看小说逃避现实。

在这期间，我意识到之前写的小说，最多只能让人感到一时快乐（并不是说这样的作品不好，很多作品甚至无法让人快乐），却不能像前辈的作品一样引人共鸣。前者让人一笑而过，后者让我跟着他们变得忧伤，苍老，而后又恢复年轻，充满深层的活力。我认为，相比之下，后者是一段更曲折奇妙的旅程。

大多数成熟作家的写作道路都是从自传类作品开始的，因为自己深有体会的题材写起来也得心应手。虽然在写小说上我没什么野心，但既然走了很久，不进行一番突破和自我实现也不甘心。于是，从大三起，我开始基于自己的生活创作小说。这些小说我再也不打算以任何形式发表，而选择以一种和自己对话的方式来珍藏。

第一部中篇是基于医学生的生活。动笔时我本意是想把自己写得有多社畜就多社畜，写着写着却发现：如果能努力成为一名医生，那么人生其实也相当精彩（在理想主义的层面）。这也是意想不到的收获。其实，作者能从创作中得到的东西太多了，甚至不比读者少。

第二部长篇是基于这些年在学校里看到的各种行为，如今中国父母对孩子的教育模式，以及童年经历对一个成年人的影响等展开的，并进行了一定的虚构，描写一群无法从自我中获得快乐的青少年，如何在这个"小说世界"里度过一个人人必经的"只凭生存意志而非身体素质决定生死"的危险期。我希望能通过把精神死亡放到与肉体死亡同一高度的设定，反映人们为了维持自我意识、构建人际关系、寻找意义所做出的各种挣扎。

在作业很多，压力很大，情绪很 down 的时候，我就闭上眼睛构思小说，把灵感记在备忘录里。久而久之，手机里保存了大量杂乱无章的备忘录。有时我在安排主人公的命运前，会想想如果是自己又会怎么做。这时总能发现，自己的第一决策往往并不合理，但其实在现实生活中，我就是这么没头没脑地做的。于是，写作也变成了一种自省。曾经每个小孩都觉得自己是生活的主人公，写小说之后，我发现自己从全局来看真的就是一个路人甲。这也算一种收获。

Hello darkness，my old friend

对自己写小说的经历进行了回顾，发现断断续续却也贯穿始终，很难用七年这种数字来量化。

如今，我对高考一时冲动填下的志愿更有信心了（真香），因为医生是与人打交道的职业，我经常想着以后或许能从患者身上看到更多的可能，让我的本职工作和业余爱好相辅相成。在创作中自省，也让我从一个小镇做题家变成了更符合社会道德观的成年人，让我有信心去参与这牵动生命与情感的医学事业。

如今的写作，无法再像以前那样轻松自由，毕竟不能在架空世界里满嘴跑火车了。但我也摆脱了曾经的瓶颈，不会再迎合他人，怀疑自己，患得患失，半途而废。

很难用一句话完全概括我写作时的心情，因为每次都不相同，取决于题材，取决于主人公。但每次我打开一个空白文档的瞬间，总会想起一句歌词：

Hello darkness，

My old friend.

布丁狗铁粉

病房演出：医患的共鸣瞬间

小编是协韵演奏团队员的同学，于是乎被拉去围观了这次的演出，感触颇深：这场病房里的小型音乐会没有宽裕的场地和顶尖的技艺，扩音设备等硬件设施更是够用就行。但音乐的魅力仍然克服了客观上的局促，在这方寸之间撑起了一小片仿佛有魔力的浪漫天空，为乐手和观众带来了难得的放松和安慰。

——"协和八"编者

平素安静空旷的走廊上，此时围着护士台摆了两排椅子，又聚了一大圈人。护士台后被布置成了临时的小舞台，架了四把二胡、一架古筝，还有笛子、琵琶、铃鼓、电子琴。十来个人在台上忙前忙后，一下子让本来还算宽敞的空间显出几分局促。

"您快请坐！"护士老师看见一位挂着吊瓶架出来围观的患者，赶忙连请带拉，将她安置在空座位上。

旁边椅子上的大叔看到此景，大声招呼："都快来坐呀，别在后面站着。人家医生们来演出一次不容易，咱们可不能让观众席空着！"

这一天，是协韵演奏团在疫情过后的首场演出，队员们兴奋中带着一点紧张，脚步匆匆，为演出做最后的准备。协韵演奏团成立于 2015 年，是一支由协和医学生和医生组成的公益演奏团。由于疫情的缘故，医院人员流动受限，协韵的乐声也

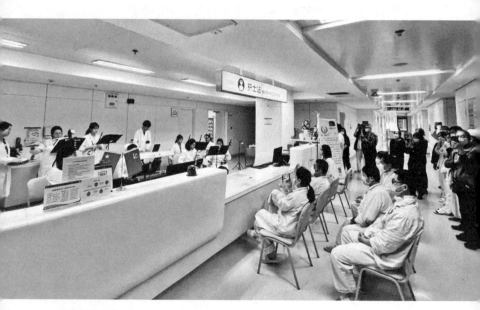

演出即将开始

随之被迫收敛沉寂。因此这场疫情过后的首场演出，对协韵队员们来说委实是盼望已久。

"我负责协韵期间，在病房的演出其实只办了一场，当时是在胸外。"医大 2017 级的程同学说。她是协韵在她们年级的负责人，同时也在演奏团中吹笛子。"疫情期间限制特别多，连排练都不一定能保证。"程同学告诉我们，协韵早在 2021 年 10 月就准备组织一次基外二病房的演出，但是演出前一天出现了聚集疫情，活动只好遗憾地取消。"（所以）我今天就觉得特别开心，因为看着大家不用戴口罩在这里表演，也是因为想到以后肯定会越来越好的。"她高兴地说。

医学生、年轻医生课业重，工作繁忙，每次演出都来之不易。演出场次由已经毕业工作的大师兄联系科室病房确定，曲目则由队员们自愿报名，画风多变。拿这次演出举例，从民乐曲目《梁祝》《天问》到钢琴曲莫扎特《回旋曲（D 大调）》，从四手联弹《花之舞》到吉他弹唱《玻璃女人》《当你老了》。在音乐的选择上，没人在意古今中外的限制。只求热爱与尽兴，是他们早早达成的共识。

吴宪大楼八层有一处协韵的固定活动场地。大合奏有每周两小时的排练，平时没人的时候，也常有队员抽出时间来练习自己的曲目。自然，这支由爱好者组成的演奏团也免不了意外缺席，"今天缺了琵琶，明天缺了二胡。"医大 2019 级的庞同学抱怨，"经常会有这样的事情发生。"

好在青年人之间的友谊和对音乐的热爱足够抵消这种琐细

的磨损。相同的爱好拉近了人与人之间的距离，也给了人们重拾演奏的动力。许多队员都是在加入协韵演奏团后，慢慢拾起中学时荒废的乐器。

在这里，音乐成了一处可贵的庇护所，它承载着白衣乐手们年轻的热情和触动。就像庞同学所说的那样："协韵的一大意义在于提醒我们，不要放弃中小学时十多年的素质教育想教给我们的事情：我们在当好医学生、医生之前，更重要的是成为快乐、幸福、负责任的成年人。"

阳同学是协韵的老队员，拉二胡的，大我许多级。繁忙的工作和生活让她不再参加协韵的演出，不过即使没有表演曲目，她也不愿错过协韵久违的演出。

"协韵的公益理念对我个人的影响是比较大的。"她告诉我们。事实确实如此，她这几年的课题一直都是胶质瘤的缓和医疗，职业发展也绕不开协韵带给她的"关怀"二字。她有时与病人谈话，一聊就是一两个小时。当慢下来细细倾听时，会碰到许多不期而遇的眼泪与触动。

阳同学讲到一位让她印象深刻的病人，是个来自青海的农民。脑部手术后妻子陪他做检查，要他拿笔写点什么测试一下恢复的效果。

患者写了"老婆我爱你"这几个字。

"他老婆当时嗷的一声就冲出去了。"阳同学感叹道，"大叔可能一辈子都没说过这种话，但是在这种情形下却把它写出来了。"

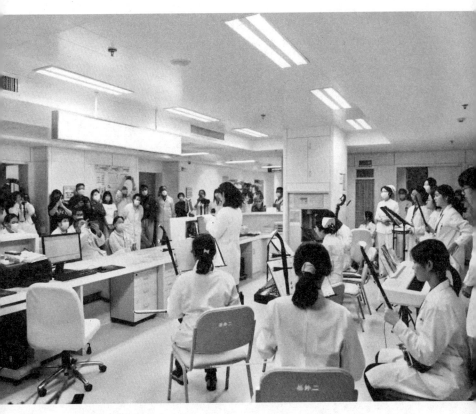

年轻的白衣乐手们

当一个医生从人文关怀的角度去接触患者时，就会格外关注到这种事情，相应地也会意识到人复杂的多面性。按照阳同学的话来说："不是切了这个瘤子，患者的生活就会好起来。"明白患者的痛苦常常不是这样简单就能解除，这对于医生来说，是一件应当了解的很重要的事情。

阳同学加入协韵是在疫情开始之前，因此和后来加入的队员相比，她有着丰富得多的演出经历。在她看来，演出其实是一件"重在氛围"的事情。学姐锐评："你要有这个气势，要有这个自信。就算弹得一塌糊涂，但是在台上时，还是要特别乐的。我们开心，患者也开心。"

有一次演出，想不到观众中有位职业小提琴演奏家，演出结束后他兴致勃勃地找到团里拉小提琴的同学，开始进行一些技艺的切磋和技巧的传授。"他就跟那儿教，这个音应该怎么怎么拉，非常专业。不过这是奇遇般的特殊经历"，阳同学开玩笑地补充道，"一般也不会有特别专业的人在听，声音大不大反而是更重要的，尤其是在门诊演出中。"

在阳同学提到的门诊演出中，观众们行色匆匆，往往只能分出几十秒的注意力给你。这种情况下说实在的弹什么已经不重要了，重在感受。在这种时候，更关键的往往是演奏所带来的一种异于医院平日压抑气氛的东西。当竹笛、二胡和琵琶热闹地响起来，至少能让心事重重的行人们在驻足聆听时，稍微从忧虑中获得片刻喘息。

"重在氛围"的理论，在这一次的病房演出中仍然适用。

枯燥的住院生活中，人们对演出总是会抱欢迎的态度。民乐合奏《梁祝》结束后，队员们聚在一起，带着没有完全消退的亢奋品评着："今天的笛子好"，"可惜缺了一个琵琶"，"二胡意外还不错，排练时每次都是二胡很难听"……但看起来，最前排举着手机录像的大叔和全神贯注的阿婆并不在乎这些技术细节。他们和其他患者、家属一起，沉浸在这场小小的演出里。

也许音乐的魅力能帮他们中的一些人暂时摆脱面对疾病时的忧惧，暂时卸下肩膀上的重负，在短暂的几分钟里什么也不想，只是看着台上比他们年轻许多的学生演奏，歌唱。如果在某些时刻，真能有无形的桥梁跨越乐手和观众的距离，连接患者与医生的心意，那会是一件非常可贵，非常了不起的事情。

当归不归

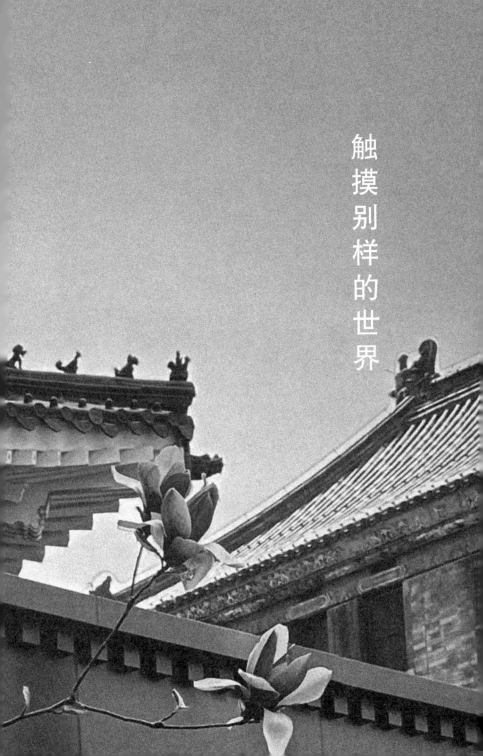

触摸别样的世界

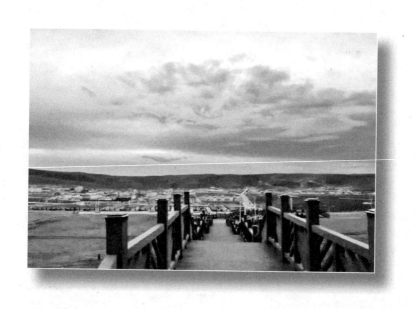

　　我才发现，一身白大褂对她有巨大的魅力，我又有什么理由不呵护这样一个梦想呢……"学医的初衷"，这个话题很多时候我都羞于提起，仿佛在人人自危的时代有些作秀的成分。但跟她聊天的时候，以及现在回想起我们的对话过程时，我会感觉"利他情结"让这个梦想像金子一般发光，这也是隐藏在我脑海中支持我学医的原动力。

我和我的祖国

2019 年的医师节，我的微信突然炸了。

一堆信息发过来，我才知道自己上 CCTV 了，而且是以我的名字为题的一分钟报道，讲的是我在 DSA[1] 机器故障的情况下，利用超声技术做引导为患者完成腔内介入手术。这是受援国首例超声引导腔内介入手术。

"你为医院争光，为国争光了！"

类似这样的信息，如潮水般纷至沓来。

但其实我内心最直接的感受是，我沾医院的光，沾祖国的光了。

我并不是技术最出色的，也不是最全面的。超声引导腔内介入也不是我发明的，这项技术在日本和中国的血液透析血

---

[1] DSA(digital subtraction angiography)，数字减影血管造影术。即血管造影的影像通过数字化处理，把不需要的组织影像删除，只保留血管影像。

管通路领域已经应用得非常广泛，国内有很多比我做得更出神入化的大牛。我只是利用在国内大量实际操作中积累的经验，把这项在国内已经成熟开展的技术（我们科室已经做了五年）运用到援外医疗中，去做了这么一例并不特殊也不神奇的手术。

光荣属于中国医生，我只是被拿出来作为代表的人。

—

为国争光是什么？是世界认为中国人一般做不成的事，他们以勇气和实力，实现了突破。

我不是。

中国医疗近年来的发展，已经实现了很多突破。它已经自带光环，我还没有那么大的本事能争光。

只是由于语言障碍、传播范围的限制，这样的光芒并不被世界上很多人看见。

要真说我做了什么，那么我只是做了些事，让别人看见这些光。

不要想当然地高估了中国在世界上被看见的程度和影响力。

微信、微博和 Facebook，Instagram，Twitter，它们各自构建起了一个封闭的内容环境，它们是互联网时代无形的墙。

在世界上缺乏底层互动和认知基础的中国影响力，对于其他国家而言，更多的是发自内心的恐惧。

一个社会制度不同、文化背景不同的国家，在西方所谓普世价值之外，依赖一种他们不了解，更不能理解的价值体系开始走向世界舞台的中央，是他们从内心难以接受的。

他们的"三观"被动摇甚至被颠覆，在恐惧、恐慌之下可能表现出非理性的否认、抹黑、憎恶。

二

过去 70 年，中国已经取得了巨大的成就，但是，中国与发达国家的水平仍然存在明显的差距。中国仍需要进一步发展，而且我们都希望，这个速度，能够快一点，再快一点。

在当今世界，没有一个国家，可以脱离世界取得快速的发展。

快速的发展，需要甚至依赖于一个友好、稳定的外部环境。

这样的环境，需要更多人看见一个真实、立体的中国。先有了解，才有认同。

我们这一批援外医生还做了比较特别的活动：在受援医院和西印度大学分别做过一个专场，介绍中国的医疗制度、医学教育体系，并且为外国人到中国学医进行宣传。

介绍中国医保那部分是我做的。

为了做这个题目我准备了很多材料，并且发现被我天天骂

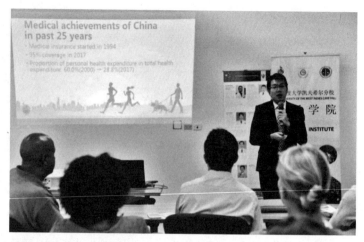

宣讲中国医疗卫生事业的成就

的中国医保制度，其实真是一个特别了不起的成就。

有时候真的需要置身事外，你才能重新认识。

并不是玩笑话，这段援外经历让我更爱国了，不仅是爱，而且懂得了为什么爱。

因为我希望它更好。

三

这次援外也让我切身地认识到一个问题：宣传。

包括对内的和对外的。

对外宣传我们的途径多是通过官方媒体发声，这会天然地影响信度，并且因为身份造就天然的屏障，毕竟互联网时代很多人是不看官媒的；发声的形式多数时候采取过于刻板的模式，更进一步地影响了效果（但也必须肯定近年来中央级官媒在形式上有很多令人耳目一新的改变）。

民间视角的讲述，是非常重要的补充。

援外医疗队就是采取这样的民间视角。

除了两场宣讲之外，我们还主动向当地媒体投送了两篇新闻稿件并且被登载。这也是援助巴巴多斯以来第一次采用主动投稿的方式进行宣传。

把话语权掌握在自己手里，主动宣传很重要。我们第一次和受援医院合作的活动被报道过，但最后新闻报道中大篇幅的都是对他们医院心内科主任的专访（也很容易理解，由于语言不通，记者更愿意找他熟悉的人进行采访），我们作为联合主办方却几乎沦为背景板。

很遗憾的是，我们只投了两篇。作为非母语写作者，写新闻稿还是有一定难度的。这方面其实特别需要专业人士的支持。

想把一项工作做得更好，需要一个团队的支持，而不是仅仅依靠自身的单打独斗。类似的例子是巴巴多斯孔子学院主办"一带一路"论坛请来的中国学者是被临时通知过来，在飞机上做的 PPT，质量令人尴尬。我在现场特别感慨，为什么中国不能建一个"一带一路"学者库？讲的人应该真正理解"一带一路"，同时兼具演讲能力和技巧。遗憾的是，有的部门，与驻当地使馆对我们鼎力支持的态度比起来，太把自己当成管理者，而不是支持者。

这也直接影响到对内宣传。

我负责宣传这一块。作为一个好歹搞出过数篇 10 万 + 文章的作者，稿件经常被自以为经验丰富的机关人员改得特别"日报"风，还因为层层审批导致时效性完全丧失。到后面我基本是放弃的状态了。

如果我们援外医疗的对内宣传，永远是讲述"大爱无疆救死扶伤"，永远是"救治了当地多少民众，开创了多少当地第一例"这样套路化的宣传，换个地点换个人物就能毫无违和地"重播"一遍，那援外医疗的形象永远是片面单薄的。

四

2016 年 12 月，第一批援巴巴多斯医疗队到达。

三年时间，四批医疗队员。

从需要经过当地医疗委员会的层层考核才给予资格证书，到直接认可中国的医师执照；

从被当作来参观学习的，到一开始工作就直接安排主刀手术；

从需要奖学金吸引巴巴多斯的医生到中国学习，到当地的医生主动自费到中国学习（目前 7 名在中国学习的受援医院医生中，5 名为自费）；

从怀疑到信任，从认可到向往。

这些，就是援外医疗的价值和意义。

个人的牺牲、奉献有没有？那自然是有的。但身为援外医疗队员，更多的是祖国赋予的荣光。

有多少人一生中有机会代表国家？我很荣幸地得到了这样一个机会。

我刚开始在受援医院工作，就得到了充分的信任。这一方面离不开之前医疗队的努力，另一方面，是因为当他们真正了解中国之后，知道为我能力背书的，正是"中国"。

除了荣誉，还有责任。

这也是驱使我写下这一系列文字的根本动力：我真诚地希望更多人了解援外医疗，懂得它在中国大国崛起的道路上独特的地位和角色，从而理解、支持援外医疗工作。

如果你觉得援外医疗没有意义，那不是它没有意义，而是我们做援外医疗的人没有把工作做好，没有让它呈现出它应该有的意义。

援外医疗，也确实还需要做更多工作，去突出它的意义。

援外医疗，加油！

中国，加油！

自得麒乐

医生 自中国的无国界 在南非，我是来

在南非

南非能成为世界著名的旅游目的地不是没有原因的：作为非洲大陆最南端的国家，它得天独厚地拥有印度洋和大西洋的海岸线；为数众多的国家森林公园里不仅有各种南非特有的野生动物，更有让人叹为观止的高原山地景观。

即使在我所处的偏僻角落，也可以感受到非洲南部大陆的稀树草原（Savanna）的风貌。

沿着灰尘飞扬的土路走不到两公里，就可以拐进一条山间小径，这是我最近在寻找通往图盖拉河（Tugela River）的道路的过程中无意间发现的。沿途景色随着地势而改变，在小径上花上几个小时，就能够从山的另一边返回医院。

我最喜欢的一段是一条大约一公里长的上山道，那是一条明显被往来的行人踏出来的小道。随着位置慢慢升高，周围的

风景也像画卷一样渐渐展开。山顶有一座灰白石头垒的废弃小屋，从山顶上可以望见远处的图盖拉河蜿蜒向东流淌。

在南非的夸祖鲁 – 纳塔尔省（KwaZulu-Natal Province），无国界医生与南非卫生部门展开合作，建立了艾滋病和结核病的治疗中心，还在城镇人口聚集的地方设立了多个自愿咨询检测点，将艾滋病检测带入当地社区。

我是医生

当我费力地向上攀登的时候，四下看不到一个人，只有呼呼作响的山风，还有随风起伏的齐腰茅草。远远地我望见一个人从山的另一面向我走过来。等他走近了，我发现这是一个不到 20 岁的年轻人。

"你好。"年轻人用祖鲁语向我打招呼。

我用基本的祖鲁问候语回复他。

我想说："我是在这里工作的医生。"但这句话太复杂，我的祖鲁语不够用了。我指了指医院的方向，医院已经远得望不见了，但是山顶教堂高大双塔的轮廓还是能够辨别出来。

我担心他不懂英语，用祖鲁语讲了"医生"这个单词。

没想到这个小伙子的英语好得很，他用英语说："我是附近中学读书的，我要去镇上。"

"去年我的脚骨折的时候，是找一个白人医生看的，他现在还在医院吗？"他说了一个名字。

那是我前任的前任，已经离开南非了。

当他听到这个消息的时候，露出了失落的神色。他说："那个时候他用水泥把我的脚固定起来，现在已经完全好了。"

"你是说石膏对不对？"

"对的对的。"他说完还用力地跳了一下，确实看不出受过伤的样子。

看着这个病人年轻的脸，我也不由得为他感到高兴。我不禁想："病人真诚的感谢和由衷的微笑，难道不正是对医生最好的回报吗？"

"医生，你还记得我吗？"

在夸祖鲁－纳塔尔省的项目上，无国界医生将艾滋病患者们组成社区抗病毒治疗小组。小组成员轮流去诊所取药，减少了人们前往诊所的费用和压力。

没想到回去的路上，又遇到另一位也在诊所随访的病人。

我是在快回到医院的一个杂货店外被正在买东西的她叫住的。

"医生，你还记得我吗？"

我当然记得，几个月前初到医院，她就被送进来住院。那个时候她有非常严重的头痛，CD4 细胞计数极为低下，而且没有服用磺胺异噁唑。当时我怀疑是隐球菌脑膜炎，赶紧为她做了腰穿，所幸隐球菌检测的结果是阴性的。后来 CT 的结果表明她还有腰椎突出，可能是另外的原因引起了头疼。

"当然记得，你的头疼现在怎么样？"

"已经好多了，但是腰还是疼。"

"CT 我已经看过了，是椎间盘突出压迫神经的关系。骨科医生认为你现在免疫力太低，不能手术，先吃几个月抗病毒药吧。"

"谢谢你，医生，但是我不想做手术。"

"呵呵，这个我说了不算的。"我向她解释了无论如何她必须先服用抗病毒药，等几个月后免疫力有所恢复了我们才能把她转给骨科医生评估。至于是不是要手术，她可以和骨科医生详细谈。另外，我再三向她强调坚持定时服药的重要性。

"我明白了。谢谢医生。"

她向我道别。我看着她的背影逐渐变小，直到最后看不清了。周围层层叠叠的群山一直延伸到看不见的地方，最后与天空接在一起。

摩托车移动医疗队

一时间，我仿佛回到了刚果民主共和国的东部。这个动荡国家中最为不安的地区——从马西西（Masisi）到另一个名叫尼亚比奥德奥（Niabiondao）的小镇，沿途的景色与这里是多么相似。

我的思绪不禁回到了一年半前。那个时候我们的车队花了五个小时到达最远的医疗点，受到全村的欢迎，所有的孩子都跑出来向我们招手。

摩托车组成的移动医疗队从镇子上唯一的一条土路上呼啸而过，两边都是木板房。我们接连四个小时徒步在山地跋涉，只为了前往据称暴发腹泻疫情的村庄考察，因为那里崎岖的山路连摩托车也不能通行。

在刚果民主共和国一些车辆不通的地方，无国界医生的摩托车队将紧急医疗护理带给人们。

展示伤口

记得我和一位意大利医生初到尼亚比奥德奥的时候，我们也被一位曾经的病人拦住。

"医生，你还记得我吗？"

我和意大利医生都茫然地摇头，那个时候我感觉非洲人的脸看起来都差不多。

他急忙向我们展示脖子后面已经愈合的伤口。意大利医生立即露出了恍然大悟的神色。

"那是我几个月前接手的一个病人，那个时候他可不像现在这么好。"

原来几个月前这个病人被步枪子弹打穿头部，子弹从面部的一侧打进去，又从颈椎骨的一边出来。尽管一侧的牙齿全部被打烂了，中枢神经却奇迹般地没有受到损伤。经过我们的治疗，他现在看起来和周围的人完全没有什么两样。

"我想他现在肯定向每个人展示他的伤口吧。"意大利医生总结道，"在这种情况下居然能够保住性命，我也是第一次见到。"

不知道那个人现在怎么样了，将近两年过去，刚果依旧处于动荡中。

不知道他的幸运是否一直伴随着他，也不知道他在遇到我和那位意大利医生的继任者时，还会不会展示他的伤口，问起那个会讲几句斯瓦基里语的中国医生。

周吉芳

在西藏支教是一种什么体验

刚从西藏回来的时候，第一感觉是怅然若失，接下来就是醉氧造成的困倦，与半梦半醒之间看到高楼和树木时，内心涌起的复杂而又悲伤的情绪……

飞机滑行经过遥墙机场边的村庄时，我在微信输入框里给一起去支教的朋友发消息："这里应该有自来水，小朋友们冬天手上也不会长冻疮……虽然气候好了，但看不到蓝天白云。"

我们约好，一年以后再相见。

关于宿舍

我们去的地方是西藏自治区那曲市聂荣县，出发之前，支队长在群里幽幽地说了一句："条件可能很差，做好准备。"于是本人作为轻微洁癖患者准备好了睡袋、卫生湿巾和一次性内衣等足够在森林里生活的东西，拖着巨大无比的行李箱，冒着

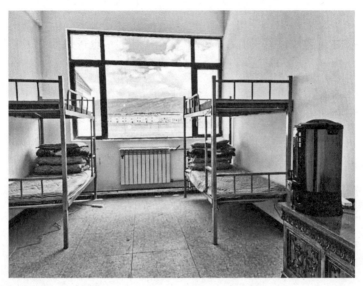

宿舍（陈益良　摄）

高反的风险自信满满地上路了。

　　但没想到的是，宿舍条件特别好，窗明几净，空间很大。我们两个来支教的住一个四人间，在下一秒就要"快活似神仙"的时候，惊讶地发现，没有窗帘，没有热水。

　　没有窗帘意味着，我们两个每天早上起床的时候，都有可能跟在操场散步的牦牛面面相觑。它们说："嗨……"我们说："啊啊啊……"

　　没有热水意味着，早上睡眼惺忪地漫步去热水房，也可能在半路与牦牛面面相觑……开玩笑的（虽然真的发生过一次）。起初老师们为了方便我们洗漱，专门打了三大缸的水放在宿舍的公用房间，但是聂荣县早晚气温非常低，是穿羽绒服才觉得刚刚好的程度，所以放在室外的水也可想而知透心凉。但后来学校专门开放了热水房，于是我们也过上了有热水洗脸刷牙的日子。

当然，还是没有条件洗澡。在这里待了一周多，一共洗过两次澡，还都是在县上四川人开的澡堂子。25元洗一次淋浴，当地老师说，这根本挣不着什么钱……更细节的东西我们就没有问过了。

关于旱厕

聂荣县没有通自来水，主要是海拔非常高，而且每年除了6月中旬到8月中旬，其他的时候都属于隆冬。我们初到西藏是7月末，那个时候就耳闻聂荣县正在下雪，其寒冷也就可想而知了。自来水铺设是十分困难的。聂荣县本来有普通的厕所，但由于水的问题，最后也都不能使用，所以直到如今使用的还是旱厕。

其实我们这代人（"00后"）已经很少接触旱厕了，小时候去农村还能见到，长大之后基本见不到了。这次面临旱厕，我数次有要昏厥的感觉。我的口袋里专门准备了两个口罩：一个是上厕所的时候用的，一个是平常的时候用的。因为去过旱厕的口罩会变得没那么容易再使用。

去布达拉宫旅游过的人可能见过，这边的旱厕是在地上挖个深坑，坑特别特别深，大概到有恐高症的人不能看的程度，是真的"飞流直下三千尺"。而我们去聂荣县赛马节现场的时候，面临的厕所就是那样的……真的很刺激，可以当作极限运动。学校里的稍微好一些，没有那么高，但是由于这是全校仅有的两个厕所之一，所以味道特别刺鼻。下雨的时候还好，味道会被冲淡一些。最刺激的是雨下完，第二天正午太阳最毒气温最高的时候，我和室友走到门口就已经两眼一黑了。

在临走前的那天晚上，我们和老师一起喝酒聊天。去厕所的时候，我的手机啪唧一声掉在了地上，离坑就只有不到一厘米……那可能是我20多年第一次感到心跳骤停（笑）。某天在我们的小群里，我的室友说她有一个特大好消息，说厕所往里面走几个坑位，正对着厕所的通风小窗口，臭度会下降70%……又心疼又好笑。

这里的厕所因为没有灯，所以我们都会打着手电筒战战兢兢地如厕。但小朋友们拥有不打手电筒、摸黑上厕所的特殊技能（当然，这点后来我们也跟校长提出整改了），有时就会出现非常尴尬的局面。

在我们打着手电筒进去的时候，以为里面漆黑一片什么人都没有，结果却发现每个坑位上都蹲着一个小朋友。最尴尬的是，她们还会在解决"人生大事"的同时，超级大声地跟我们打招呼说："老——师——好——"

我们当时的心情，没经历过的人应该很难共情。

当然，关于旱厕也并不都是这些快乐轻松的回忆。此行记忆最深刻的一句话也恰恰与旱厕有关。

某天下雨，我们几个支教的同学窝在炉子旁边烤火，也在谈论这里的教育条件和我们该怎么帮助他们。有一位美院的朋友打伞去上厕所，回来的时候说："我的天！刚才我发现，这里的小朋友们上厕所都是不打伞的。我要把伞借给她们，她们都不要。"

"那个时候我才发现，原来自己才是有伞的人。"

礼　物

在支教的过程中，我们曾数次彼此感叹，或许我们给小朋友带来的很少，但他们给了我们很多。

这次回来我带了小朋友写的书法礼物。送我礼物的那个小男孩身材非常矮小，可能是患有高原特有的大骨节病。初一的小朋友，只有不到一米二高，还有一点佝偻，但书法写得出名地好，于是我拜托他给我写"祝你学业顺利"，并给他回了一封信。

每到课间，小朋友都会缠着我们要微信号。有一天晚上，我收到了一个好友申请。那个小朋友问我："老师，学医累吗？"医学生的优良素养让我立刻回复："累，特别累。"

小朋友接着问（因为名字，我一开始以为是一个男孩，但实际上是一个女孩）："那要准备什么吗？"我开始给她讲，相比于其他专业，学医的困难之处在于什么。后来她回复道：

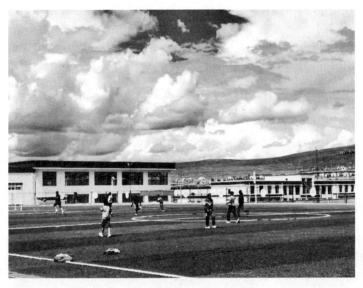

聂荣的孩子们在蓝天白云下的操场踢球（宋怡萱　摄）

"老师，这些我都不在意。因为父母身体不好，我想成为医生之后治他们。"她沉默了一会儿，我也沉默了一会儿。因为我的第一反应是，学医周期太长了，她可能来不及；第二反应是，现代医学不能治愈的病有那么多，她将来失望了怎么办？总之都是劝退她的理由。

　　第二天，因为觉得前一天说得还不够清楚，于是我便到他们教室想跟她面对面交流一下。结果人一叫出来，我发现那是一个看起来很温柔的小女孩。我询问她父母得了什么病，她也只能说个大概，说父亲后脑勺经常痛，母亲是后背经常疼痛。她说，她从小学五年级开始就想成为医生了，希望能通过自己的力量，让父母好过一些。我现在还清楚记得她的神情，大致是羞涩而又笃定的样子。

我对她讲了自己的例子，说：如果只是要救一两个人，可能生命匆匆，不会等你；但如果你想要帮助和自己父母一样的更多的人，那么学医虽然累，时间也长，但这会是你最好的选择。之后她在全班人艳羡的目光中回到了自己的座位。（不知道为什么，在他们眼里，跟我们对话似乎是一件特别幸运又光荣的事。）临走前我在后门偷偷瞧了瞧她，她正在安静地背书。

这可能是我本人学医之后，第一次劝人学医，滋味非常复杂。因为清楚，名校光环可能让他们把我们说的话奉为圭臬，所以高校间的竞争、高考分数的性价比、内地一些大城市医生的待遇……这些我不能保证自己已经完全搞懂，且对她也没什么帮助的东西都被我选择性地略过了。当下我只将自己看作是眼前这个牧区的小女孩，一个成长在医疗资源落后的地区，父母常年病痛缠身，身边有很多人因为贫穷看不起病、因为无知而错过治疗的孩子。

这时我才发现，一身白大褂对她有巨大的魅力，我又有什么理由不呵护这样一个梦想呢……"学医的初衷"，这个话题很多时候我都羞于提起，仿佛在人人自危的时代有些作秀的成分。但跟她聊天的时候，以及现在回想起我们的对话过程时，我会感觉"利他情结"让这个梦想像金子一般发光，这也是隐藏在我脑海中支持我学医的原动力。

不　舍

　　某天，我们去看晚自习的孩子们。临走的时候，很多小朋友往我们手里塞面包、坚果、酸奶等各种吃的，在办公室门口守着我们，邀请我们一起去她们的宿舍。习惯了大学生活的人，一进她们的宿舍就会怀疑，这么干净的宿舍是不是真的有人住。她们十个人一间屋子，住上下铺，只有在临近进门的位置有一个柜子。

　　她们还穿着校服就往被窝里钻，剩下的同学拉着我们的手，让我们坐到床上陪她们讲话。棉被下露出一张张小脸，床下鞋子和鞋子交叠摆放着，女孩子的麻花辫都不会拆开……而她们忙着照顾我们，给我们继续塞吃的，主动帮我们提着背包上楼。当时我们被这种热情吓怕了，只坐了一小会儿就准备撤。拥挤之间，我发现其中一个小姑娘慢慢红了眼眶。

　　我往前走了两步，把她搂进怀里，问她为什么哭。她说："老师，我舍不得你们。"

　　我当时不知道该作何反应，只觉得受之有愧。此时任何安慰的话语都显得很苍白，于是只能拍拍她说："没关系的，没关系的。"

　　我觉得，在内地的任何一所初中，如果提前告诉他们这群支教大学生只待一周，学生都不会给我们太多的情感和爱。而在这里，他们会在我们刚走到楼下的时候就从窗户里冒出头来，喊"老师好"；会在面对面的时候90度鞠躬打招呼；会在我不懂得做操的时候偷偷挪一下位置，站在我前面带着我做。

我也曾拿这个问题问过副校长，问他学生为何会对我们有这么深的感情。他说，可能是新鲜吧。我本来对这个答案不置可否，直到后来翻看手机相册，看到我拍的一张聂荣县全貌，才有所悟。

这是我们爬上聂荣县最高的一座小山（小土坡）时拍的照片。当时没有多想，但如今细想一下，这可能就是他们中的很多人迄今为止见过的全部景色了。很多人连那曲市都没去过，因为县里没有眼镜店，所以近视了也只能眯着眼看黑板（当然，这点后来我们也跟学校反馈了）；很多村里的小朋友来县

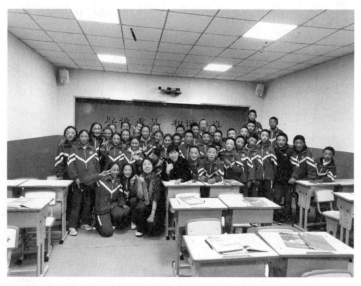

和小朋友们的合照

里也只是上学，一个月才能回一趟家，摸到手机，所以平时的衣食住行都是班主任负责——老师说，每个班主任的医保卡，几千几万块钱都是给孩子拿药花的钱；很多小朋友，可能这辈子都离不开牧区，走不出这片草场，连拉萨都去不了，更何况是内地。

所以与其说是对我们有感情，不如说是对我们身后的风景，对于他们期盼而可能终身不及的未来，对一种书里描绘过的生活满是憧憬。

但学习真的会把这些给他们吗？我们又真的能帮助他们吗？

一些现实、回忆与思考

离开前两三天，我们几个支教的同学聚在一起聊，才愈加发现我们能带来的很少，能改变的也很少，于是偷偷流泪了不止三四次。

老师说，聂荣县的孩子是很能吃苦的，只要送出去，在高中成绩一般都是名列前茅。只是因为从小的家庭教育，他们可能对于学习没那么多热情：如果只是为了饱腹，那么回家放牧或是在虫草季挖虫草应该是更经济的选择，他们没必要学习这么久，为无人保证的未来孤注一掷。但老师和我们的想法是一致的。他们，也许是中国最有可能通过知识改变命运的孩子。

在牧区长大的孩子可能抬眼就是蓝天白云，放眼望去就是草原湖泊，更容易忘了外面的世界有多大。老师说，希望我们告诉他们聂荣之外的世界是怎么样的，这个比学习课本上的知识重要得多。

来之前就在纠结的问题，在临走前仍然伴随着我。告诉他们外面的世界是怎样的，对他们究竟是好还是不好呢？我们亲手发给他们的，是不是一张张空头支票？

但仔细回想一下有大骨节病、擅长写书法的小男孩，想要将来成为医生的小姑娘，在课堂上载歌载舞、天赋满满的男同学，在半路叫住我告诉我说希望将来考上清华的女学生……我觉得，有希望终归是好事，未来是属于他们的，我不应该提前代替他们悲观，甚至放弃点灯的机会。

在给同学的信中我写过："聂荣的天空之上还有昼夜旋转的银河与繁星，聂荣的草场之下还有永恒运动的地壳与岩浆……这个世界的奥秘数不胜数，很多老师也不知道。但这些问题可能主要依赖我们，甚至主要依赖你去解决。记得走出聂荣看一看，老师在那时也仍然会给你最诚挚的祝福与期望，一如现在。"

是的，我现在仍然承认我们能做的其实很少。但作为"有伞的人"，能短暂地为他们撑伞，带他们看看雨过天晴的样子，也是很幸福、很幸运的事。

祝福与未完待续

走之前不止一个小朋友问过："老师，你们还会回来吗？"

我当时回答："一年后，咱们聂荣见。"

希望愿望能达成吧。

也更希望不久的将来，能跟他们在拉萨见，在北京见，在他们已经闪闪发光的未来相见。

狗　狗

来到三江源

引　言

　　达加住在扎青乡的义车沟里，他的帐篷搭在河边的小山坡上。那是一顶用牦牛毛织成的黑帐篷，牛粪燃烧的烟从帐篷中央的天井里缓缓升起。向导带着我们敲开了达加的家门，这名 70 多岁的老者替我们拉开了帐篷前厚厚的布帘子，双手迎着我们进到家中坐坐。我们围坐在一张桌子旁，桌子上摆着奶茶、水果、牛肉和曲拉（奶酪）。

　　那天下着小雨，雨点噼里啪啦打在背后的篷布上。帐篷里有一座黄泥堆成的灶台，达加的孙女坐在灶台边，向里面放晒干了的牛粪。灶台上铁锅里的奶茶咕嘟咕嘟冒着泡。相较于她健谈的爷爷，这是一位害羞的姑娘。雨渐渐停了，阳光透过篷布上的孔隙射进帐篷里，氤氲的烟气中出现了一道道金色的丝线。那一刻，端着一杯奶茶的我想："我或许会爱

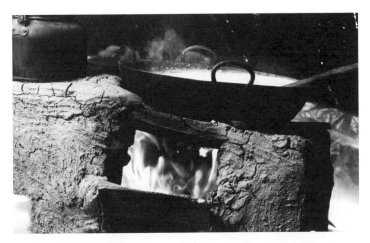

达加家里的灶台（许洲诚　摄）

上这个地方。"

我为什么来到玉树

我与玉树的相遇更像是机缘巧合。

我第一次到玉树是在 2021 年 7 月底，作为社会实践的支队长我带清华的同学们去玉树杂多县。那年我们原本计划去果洛州玛多县的三江源国家公园黄河源园区做生态考察，但不巧的是出行前一周园区发生了地震，无人区的路面被震坏了，无法进入。在长江科学院张永老师的协助下，我们最终去了玉树州杂多县的三江源国家公园澜沧江源园区。

尽管是国家乡村振兴重点帮扶县，杂多县城并不似想象中

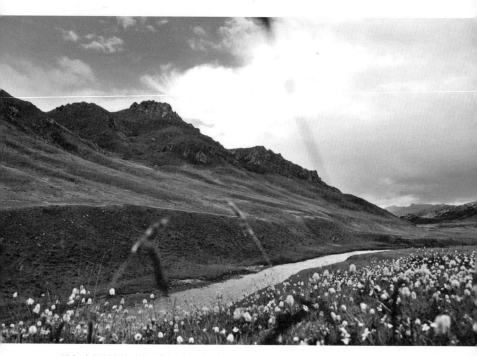

达加家门前的扎曲河（许洲诚　摄）

那般破败，城中吃穿用住应有尽有，甚至还有蜀大侠火锅和蜜雪冰城。

我们的向导——同时也是科考站的站长——是个 60 岁的老头。我第一次和他联系的时候，他在电话那头说着我听不懂的话，半分钟后挂断了。一天后他再次打电话给我，告诉我他前一天喝多了，躺在床上说话说不太明白。幸好他确实是一位合格的向导。

第一天晚上，向导热情地邀请我去他的家里喝茶。他的家就是科考站门口的一间小屋子，进门后他给我倒上了奶茶，端上一盆看起来不是很好消化的、残留有过量结缔组织的风干牛肉。这盆牛肉给我上了高原生活的第一课。当晚，我在科考站里上吐下泻。第二天，严重的高原反应如约而至，我躺在床上，忍受着缺氧和低烧的同时还要不时向公厕百米冲刺（因为房间里没有洗手间）。为此，接下来的两年里我没有再碰过一次风干牛肉。为什么非常笃定是食物中毒呢？因为笔者当时的症状和当年微生物大实验养大肠杆菌炸罐后的症状一模一样。

当时我眼冒金星，眼巴巴地望着白花花的天花板，心想，如果我能平安回到北京，我一定会洗心革面重新做人。

我为什么热爱三江源

2021 年，我们去了杂多县的扎青乡、昂赛乡和阿多乡，去拜访牧民，和他们聊天。说是拜访，但实际情况是，我们

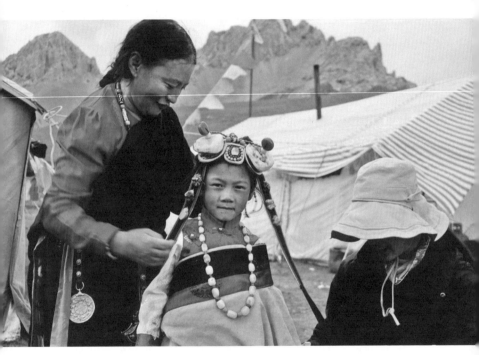

牧民阿嬷打扮自己的孙女（许洲诚　摄）

开车经过一处帐篷，向导下车去问："可以在你们家吃饭吗？"如果得到肯定的答复那就原地开饭，如果对方不同意，那就找下一家，反正草场上最不缺的就是牧民。

我们会在牧民家里蹭饭，并听牧民们讲他们自家的故事：家里有几口人，平时的日常生活是什么样子，孩子们都在哪里上学，在哪里工作。当我们掏出相机给他们拍照时，生性有些羞涩的他们会激动地答应，并为此盛装出镜。

我很喜欢的一位旅行作家星野道夫在他摄影集的介绍中写道："心中对遥远的土地的向往当然是有的，但让我留在那里的终究还是生活在那里的人。"这句话对我同样适用。

在康巴人眼里，无论是地上走的牦牛、鼠兔，天上飞的鹰和鹫，还是在空气中浮游的小飞虫，世间的一切生命都是平等的。我们的司机师傅在路上看到有鼠兔横穿马路时，他会先猛按喇叭提醒，随后急刹车，直到亲眼看着鼠兔安然无恙地走到对面。

当地人信奉的是藏传佛教。在他们看来，牛羊必须要有，野生动物也都要有，因为在脆弱的生态里，他们是互相依赖着生存的。这些生物自古以来生活在这里，如果有些消失了的话，生态就不平衡，什么灾情就都出来了。

在当地牧民的世界观中，自己对待大自然的方式也决定了大自然的回馈。一旦人们的行为惹怒了自然中的神明，他们就会遭受惩罚。雪灾、洪灾、打雷、瘟疫，这些在当地人看来不寻常的自然现象，被与人们对自然生态的破坏关联起来。也正是因此，他们对待身边的一切都是豁达而又小心翼翼的。

牧民的孩子会去县城上学，如果升学落榜了，或者没有找到公务员的工作，他们就心安理得地回家放牛，每天依然是乐呵呵的。当地人会称从外地到玉树为"上玉树"，地理上的高度差仿佛也给他们带来了心理上的归属感。他们会认为出生在这片土地是上天注定，自己是"被选中的人"。那么，在上天让自己诞生的土地上做自己生来就一直在做的事情，又怎会感到不愉快呢？

我想，和这些人在一起，我会真正懂得如何变得快乐。

关于远方的山

杂多我一共去了三次。今年去杂多的时候，同行的朋友说我像是"归家的大雁"。这个形容特别有趣，因为在路上我时常会看着一座山头就认得了后面的路，像是存在着某种特别的磁场一样。不过，杂多县的每座山确实都是不同的。

我们去的最远的地方是杂多县西南边和西藏那曲市接壤的查旦乡，当地人称之为"天上的查旦"。查旦有全国最大的高原湿地群，不同于杂多县其他地方的群山连绵不绝，在查旦我们可以望到天的尽头。早上 7 点钟出发，车子在柏油和石子混合的路面上摇摇晃晃地开了将近五个小时，才到达查旦境内的龙穆拉山口。

我在路上睡了大约半个小时，闭眼时窗外还是一片雾蒙蒙的，睁眼时已经来到了云层的上面，蓝天从未如此晴朗。这座山口是唐蕃古道与民国时入藏官道的交点，同时也是噶举、玉秀、仲巴、多玛四个部落的交界处。一座大山横亘在和天一样高的荒原上，站在山顶，四周一切动静都消失了，只能听见隆隆的风卷过背后的风马旗，再隆隆地从耳边奔涌而过。

这时天边的云散了。

龙穆拉山脚下有一座寺院，是长江南源的第一座寺。它孤零零地坐落在那里，周围什么也没有，和西藏聂荣县的无人区隔山相望。寺院里有大约 20 名僧人，他们为我们准备了斋饭，是青菜炖粉条，外加一块玉米。虽然没有肉，也没有什么调料，但味道好极了。僧人里面有几个小孩子，我们靠近时，他们会躲在年长一些的僧人的背后，一边紧紧拽着兄长们红色的僧袍，一边小心翼翼地把头探出来，黑溜溜的大眼睛胆怯地盯着我们。

一个年纪稍大的僧人带着我们去看了寺院里的设施，包括诵经的大殿、供奉佛像的侧殿，还有他们日常学习的小屋。让我比较惊讶的是，他们除了要背诵山一样高的经书之外，还要学习数学和小学作文。

当我们问："孩子在这么小的年纪就出家了，对他们来说是好事吗？"他答道："他们就是被家里人送过来的，家里可能没有那么多钱供他上学，就让他出家了，这样还能给家里带来点声望。"他迟疑了一下又说，"但我觉得小时候出家不见得是件坏事，他年纪这么小什么都不懂，如果年纪大一点，出家可能就难了。"我的本能告诉我这并不好，可那些孩子脸上的笑容仿佛告诉了我，我也没有任何评判的资格。

后来寺院的朋友拜托我给寺院航拍几张照片。放飞无人机的时候，我蹲在地上，许多孩子围过来，拽着我的袖子，使劲想往里挤。无人机升空后，寺庙和周围的湖泊逐渐出现在了屏幕上，孩子们目不转睛地盯着屏幕，攥着我胳膊的手越来越紧。

想来有些东西即使就在身边，他们可能也是永远不会有机会看到的。

离开时，车开在坑坑洼洼的土路上，我靠在窗边，耳机里单曲循环着彩虹合唱团的《玉门关》，眼泪止不住地往下流。

关于面前的路

有朋友问过我为什么会这么喜欢玉树。这个问题的答案我也不完全清楚，我只知道，有些人我总是渴望着再次见到他们。

出行前，我无数次想象在飞机落地时我的脸上会是什么表情，脑海里盘旋的是向导在第二年对我说的话："明年你再来，我带你去源头。"（第二年因为源头下暴雨把桥冲塌了，最后也没去成。）这一次的体验实在是太不一样了，因为没有了实践成果的压力，我可以尽情地去草地上奔跑，去和牧民们聊一切我感兴趣的问题，去大街上漫无目的地闲逛，记录一切细碎的小事。我不止一次地畅想，我们能给那里的人带去什么，甚至于我以后有没有可能留在那里，做一个普通的医生或者老师。

但在临别前一天的晚上我突然意识到，这些想法永远不可能实现。况且，他们带给我的远远多于我能够带给他们的，我才是那个被帮助的人。他们是三江源这片土地的孩子，在高山溪流间长大，从小喝牦牛奶吃牦牛肉，用牧民的方式思考。而我就像是想要半路出家的青年人，已经见过了太多花花绿绿的世界。我看似拥有选择的余地，它对我说，"现在你可以按原路继续走下去，或是选择一条新的路，这完全取决于你自己"，可这选择的余地却像是一道套在脖子上的绳索，走得越远它勒得越紧，告诉我"不要去"。

　　我在杂多认识了一位叫达瓦的小伙子，24岁刚刚大学毕业。他的名字在藏语里的意思是"月亮"。在他家的帐篷里，他热情地向我们介绍帐篷中的一切：马鞍、皮鞭、地毯……走出帐篷后，当我们聊起大学生活时，他难掩兴奋地告诉我们，他在大学时自学了日语，并且谈了一个日本女朋友，将来想去大阪工作。后来我加了他的微信，他的朋友圈里会分享他的偶像，分享女朋友给他买的蛋糕，分享动漫和音乐。他好像和我们可以如此地接近，同时又如同月亮那样遥远。

　　这片土地就像土地上的人一样复杂。

　　那一晚我从杂多大道的一头走到了另一头，与这片土地做最后的告别。

　　但我想，以后我还是会回来见一见老朋友的。

一颗小拳石

在协和从硕士读到博士后是什么体验？

从南至北，山远路遥为哪般？

我 2010—2015 年就读于中山大学中山医学院五年制临床医学，2015—2021 年在北京协和医学院乳腺外科硕博连读（博士阶段与专培并轨被延长一年），2021 年至今在北京协和医院乳腺外科做博士后。

为什么从中山医学院千里迢迢来了协和？

这个问题从刚定下来要到协和读研开始直到现在，仍然有人问。大概因为我是四川人，又在南方读书，人们会疑惑我为什么要跑到这么北的地方来呢？那当然是因为觉得协和牛呀！（真的！）生长在医生家庭的我从小就听过协和的鼎鼎大名了，再加上在广州的时候对粤语的学习欠佳，最终在选择保研去哪儿的时候，我毫不犹豫地选了协和。

还有一个原因是，本人自认为科研能力不佳，对实验室、养细胞、跑蛋白实在提不起兴趣，如果不是发文章所必需的实验内容，实在不想天天做实验。所以在多方了解的时候，得知协和医院极其重视临床，对每一个临床大夫的业务能力都有很高的要求后，我更坚定了去协和的想法：我希望成为一名业务能力绝对过硬、能真正治病救人的医生。当然科研肯定也是必需的，但是我更倾向于临床科研吧。

保研的时候选了临床型，其实有不少人反对，因为在现下的医疗环境中可能先搞科研发够文章比较好，没有文章寸步难行，而天天在临床是没有多少时间搞科研的。但是一心搞临床的我当时坚决地选了临床型，后来也遇到很多临床、科研都特别厉害的牛人，正在努力向他们学习。

学生？医者？硕士小白的挑战

入学的时候是按五年硕博连读来的，却碰上规培全国铺开、专培协和试点的大形势。硕士阶段与规培并轨，直接大外科轮转三年，并且协和要求保研生的博士阶段与专培并轨，强行被延长了一年，于是正式拉开了三年之后又三年（后来没想到还有三年）的序幕。

硕士阶段的我，像是一个刚从象牙塔出来直接被扔进临床工作的小白。从进协和的第一天起就开始承担独立管病人、独立值班的医疗工作，同时要学习研究生课程，准备执业医师考试。这时候开始真切体会到了协和的老师们对我们这些小菜鸟的关爱和指导。

在大外科轮转时，在自己科里的时间就两个月，在其他科室工作时和导师接触很少，但是导师依然会关心我们每一个在外轮转的学生，问得最多的问题不是你的文章怎么样了，而是生活上有没有什么困难。在别的科室也一样，虽然每天收病人写病历上手术可能到晚上十一二点，但是从带组的老师们那里收获的关心和指导让这些辛苦被淡化了。

协和绝大部分老师，从主治医师到副教授，再到教授，对小白们问的问题都是知无不言，言无不尽，对小白们的错误不会无视，也不会咆哮，都会耐心地纠正，再加以指导。所以硕士轮转的三年，总的来说收获很大，也不会没有归属感。

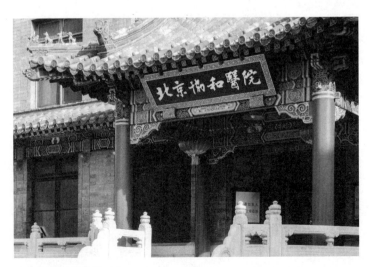

协和医院古色古香的大门

专培？访学？博士时期的崭新可能

到了博士阶段，作为乳腺外科的学生，得去普外专培。对于再去一轮这些科室我其实是怨气满腹的，但是该工作还是得好好工作，该学习还是得好好学习，该发文章依然得发文章。

为了让延长的这一年不白过，我申请了公派出国访学（万分庆幸那时候还没有疫情）。经过学托福，考托福，联系国外学校和导师等一系列准备，最终我如愿以偿地去了哈佛医学院，去了丹娜－法伯肿瘤中心（Dana-Farber Cancer Center）。虽然时间不长，但是也足够长长见识，了解一下别人的学习、工作模式，甚至可以有一些合作的机会，是非常宝贵的经历。

回来以后疫情铺天盖地地开始了，全世界都在迷茫，我被封控在家一过就是半年，那时候每天都在担心做不了实验毕不了业怎么办。后来好不容易回医院后也没多少时间了，只能白天临床上班，晚上做实验查数据。即使这样也没去成几天实验室，毕业课题做得不尽如人意，不过幸好顺利毕业了。

留京？返乡？后疫情时代的取舍与选择

毕业后去哪里成了我那时最为纠结的一件事，又到了选择的时候，回四川或留协和，各有利弊，做选择真的太难了。经过与父母、师父、师兄师姐们反复沟通交流后，我选择留在这个已经待了六年的地方。

虽然我不喜欢北方的天气，不喜欢北方的食物，不喜欢北方的景色，但是这里有顶尖的能给我指导的师父，有包容的能让我提升的科室，有熟悉的会尽可能提供一切的平台，还有已经帮助我多年的小伙伴们。

所以我又开始了下一个三年——协和的临床博士后。现阶段除了基本的熟悉的临床住院大夫的工作，又多了急诊一线、大外科总值班、专科总值班等新的任务和挑战。以前觉得毕业就是通关的游戏，现在才发现刚出新手村，要开始大世界的探索了。

陈　畅

成为一名专职临床研究医生是什么体验？

一点背景介绍

我 2013 年高考进入北京协和医学院八年制临床医学专业，经过清华预科、协和基础课和见实习后，于 2021 年毕业。毕业后入职中国医学科学院肿瘤医院药物临床试验研究中心（GCP），成为一名专职临床研究医生。

相比于传统的临床医生，专职研究医生并不是医学生们主流的职业选择，目前在国内也属于比较新兴的。因为涉及常规诊疗较少，很多医学生、年轻医生对临床试验了解不多，我自己在求学期间甚至不知道医院临床试验病房的存在。

所幸我在求职季有所接触，充分了解后，觉得研究医生是一个很有挑战性也很有前景的职业选择，也比较适合我，便将中国医学科学院肿瘤医院 GCP 作为我求职的第一志愿，也很有幸被录取，开始了我的专职临床研究医生道路。

我为什么选择成为专职肿瘤临床研究医生?

上学期间我其实一直比较明确的是未来要做一名内科医生，按既定的路线去成长，几乎没有接触或考虑过其他的选择。跟班里多数同学一样认真进行临床轮转、考试，在导师的指导下承担一些科研任务，学习之余做一些社工，参加社团活动。所幸各种成绩还过得去，使我在求职时有一定的选择空间。

求职季因为小插曲接触到了研究医生这个岗位，仿佛为我打开了新世界的大门。原来医生还可以这样当：可以专注于诊疗本身，很多琐碎的工作有人帮你干，也更有余力去研究自己感兴趣的东西；可以亲身参与，甚至设计之前只能在顶刊上过过眼瘾的临床研究；可以用到还没有推广于临床的新疗法，在上游去评估、参与它能否上市的决定，而不是只能在已有的药物里去做选择；可以推动更多安全有效的好药上市；可以救治更多的患者……

这些确实很吸引我，也正是接触之后我回过头来思考自己真正想要的是什么。我其实还是想尽我所能地去帮助更多的患者，这也是每一个协和人、每一个医者的初心。跳脱出思维定式后，会发现践行它的道路不是只有那一条，新的道路上有不一样的风景，有全新的挑战和机会，更有可能带来突破，甚至推动医学的发展。专职研究医生，有着无限可能，我想要去尝试和挑战。

当然，谈完了理想情怀、使命感之后，找工作还是要考虑一些比较实际的问题：工作强度、发展空间、薪资待遇、晋升速度、个人兴趣、科室氛围……中国医学科学院肿瘤医院GCP 的研究医生有明确的成长路径，临床压力相对更轻，对综合能力有一定要求，也符合我的兴趣点。综合对比后，我觉得在那里做专职研究医生是最吸引我，最适合我的。

工作一年之后，我对行业、对岗位都有了更多的认识和思考。目前国内外抗肿瘤新药研发处在蓬勃发展的黄金时期，临床研究是重中之重的环节，但核心技术人才匮乏，因此专职研究医生有着巨大的发展空间。这同时也对我们提出了更高的要求：扎实的临床基础、临床试验全流程的设计参与、对行业法规的深入了解、临床与基础之间的双向转化思维、快速学习新知识的能力。它对个人能力有着全方位的要求和锻炼，确实是我理想的工作状态和节奏。

研究医生的日常工作与发展目标

日常工作包括病房和门诊，需要对患者进行全程管理，要求具备肿瘤内科与大内科的知识基础。协和教给我的临床思维与基本功是开展这些工作的基石。同时还要对新药的机制有深刻的理解，熟悉医院数百项研究。在肿瘤内科轮转近一年后，我更加意识到需要学习的东西之多。每个瘤种每年的研究进展都层出不穷，需要我们不断学习，不断思考和钻研。

经常有常规诊疗已束手无策的患者怀揣着最后的希望找到这里，很多时候未上市的新药也能给患者带来良好的疗效，帮助到患者的满足感与被需要感是真真切切的。不久前看到参加CAR-T 细胞治疗 I 期试验获得治愈的白血病女孩 Emily 在她无病生存的十周年纪念日更新的照片，看到 DS8201 的研究结果在美国临床肿瘤学会会议上引发经久不息的掌声，自己内心对于这份工作的认同与成就感也愈发强烈。

患者的高质量与依从性、临床协调员的协助保证了试验顺利进行，工作体验非常好，高效且舒心。临床工作之外，我们也要承担部分行政工作，共同参与试验的整个流程，参与中心与国内外知名药企、研究所、监管机构等的沟通交流。

科室目前已有 11 名专职研究医生，8 名来自协和 / 清华八年制，科室氛围积极向上，轻松融洽。李宁主任鼓励我们培养批判性思维，敢于发表自己的意见，也鼓励我们重视个人发展，表示只要想干、肯干，科室都会全力支持。

除了临床工作，科研压力是每一个临床医生都要面临的，研究医生也不例外。但相比其他高负荷运转的临床医生，专职研究医生临床压力相对小，从而有更充沛的时间、精力投入科研。研究医生对临床研究有更为深刻的认识，有丰富的转化研究和基础研究的合作资源，更容易实现从临床医学到基础医学的探索，并最终服务于临床。医学科学家是中国医学科学院肿瘤医院 GCP 培养专职研究医生的理念。在过去的一年中，我参与了科里的几项转化研究，刚开始有些体会。

结　语

工作一年来接触到太多全新的东西，欣喜于自己的点滴成长，也深知需要学习的东西很多。眼界被不断拓宽的同时，我对这份工作的认识和热爱也不断加深。非常庆幸当初的选择与被选择。

当然，行业起步阶段不可避免会遇到一些问题。专职研究医生能否有专门的赛道，职业发展的方向如何规划，大众对于临床试验的认知还有待提高等，这些也是我们未来需要努力的方向。希望更多的人能知道临床研究，让更多患者从中获益。

苗会蕾

医学生先读博还是先工作？

　　每个医学生理想的成长道路肯定都是"本科—硕士—博士"一条龙，然后找个三甲医院工作，顺利成为一名医生。

　　有人开玩笑说，找到一个博士最好的方法首先是去研究所，其次就是三甲医院。但是，在博士名额远少于硕士的当下，医学生先读博还是先工作就成了一个"to be or not to be"的两难选择了。就身边人的经历来看，我觉得可从以下几点进行考虑。

你是科研硕士还是专业硕士？

　　这个问题对于医学硕士来说几乎成了读博还是工作的关键点。因为如果是没有规培证的科研硕士，是不能直接就职于医院的，而是先要完成三年的社会规培，再重新找工作；如果是博士找工作，三甲医院普遍是不要求先具有规培证的。完成社会规培的科研硕士的时间成本与读博无异，但找工作时的学位却低人一等，这无疑是十分划不来的。我身边的科研硕士在读研第一年就会以读博为目标进行奋斗，就算是毕业当年未能顺利升博，也会留下来做意向博导的科研助理，争取下一年读上博士。

因此，如果你是科研硕士，不要犹豫，以读博为目标去争取一切机会才能避免走不必要的弯路。

如果你是专业硕士，先读博或先工作都是不错的选择。专业硕士手拿着规培证，在省级医院或者地级市三甲医院很容易找到一份不错的工作，特别是那些缺人干活的科室，比如妇产科、普外科等。而且专业硕士三年几乎全在临床轮科，科研产出往往比不上科研硕士，升博的优势也不大。如果硕士毕业当年没有顺利升博，那么继续等待的机会成本相比于科研硕士更大。如果能先找到一份薪资待遇、职业发展前景都还不错的工作，那么我的建议是先去工作。毕竟工作是最终目标，读博也是为了找工作。没有顺利升博的专业硕士先去工作也并不会浪费时间，很多医院会鼓励硕士学历的主治、副主任医师去读博提升学历，在职读博也屡见不鲜。

因此，如果你是专业硕士，当年有读博机会的话去读博肯定是最佳选择；而没有读博机会，先去工作再慢慢筹划也来得及。

你的工作目标是什么？

当然，也不是所有医学生都必须读到博士，就算是科研硕士也可以选择规培后再工作，甚至不从事临床工作。人生是旷野，不是轨道，读博也不是医学生当医生的必经之路。除了顶级大三甲医院，很少有三甲医院只招博士，不招收硕士的。当你所在的圈子都是硕士、博士时，你会觉得博士满大街都是；跳出圈子，放眼望去会发现，其实我国还没有发展到医生都是博士的地步。即使是在一线城市，那些市级三甲医院的医生也普遍是以硕士学历为主。读博提升的并不是医生的临床诊疗水平，大部分博士在读期间都是以科研为主，接受的是独立从事科学研究的能力的培养。

不可否认的是，博士确实是顶级三甲医院的敲门砖，是升职加薪的基础保障，但是这些在你的工作目标和职业规划里吗？如果只是想从事一份薪资待遇稳定、工作压力不大的临床工作，读完硕士，拿到规培证，在普通三甲医院找一份工作，就可以舒舒服服地过上有份体面工作的日子了。毕竟目标是躺平，也没什么问题。

我的很多科研硕士同学，也是选择规培后回到家乡找一份普通三甲医院的工作。这些医院的科研压力不大，晋升要求不高，当上副主任医师的速度可比在大三甲"卷生卷死"的博士同学们快。如果只希望能去码头整点薯条，博士不读也罢。

需要放弃工作去读博吗？

对于不是应届毕业的医学硕士来说，可能还会面临一个选择，就是有读博的机会时，需要放弃现在还算优渥的工作去读博吗？我的建议是需要慎重考虑放弃工作。如果你的医院是当地有名望的三甲医院，且不在读博期间为你保留岗位的话，放弃工作去读博可能得不偿失。以我身边的同学为例，硕士毕业时留在了省会城市的市级三甲医院，工作4年后选择离职去读博，结果博士毕业后原来那家三甲医院的招收标准从7年前的硕士变成了现在需要科研业绩佳的博士。工作并没有因为获得博士学历后更好找了，反而因为年龄限制而高不成低不就。学历"通货膨胀"现象在医疗系统十分严重，大家一起努力，就等于大家都不努力。以前硕士学历能进的单位，现在即便有博士学历，还会因为年龄大、科研成果少进不去。不同时代有不同的需求，如果你已经凭借时代的红利留在了三甲医院，并在职称顺利晋升的途中，那么贸然放弃工作去读博，可能并不会让你获得更好的工作机会，反而会落入"越努力越不幸"的陷阱。

你具有科研天赋和能力吗？

很多人总有一种错觉，认为自己读完硕士找不到好工作是由于好的三甲医院都需要博士，获得博士学位肯定能比硕士学位更好找工作。然而真实情况并不是这样的，博士和硕士处在不同的赛道上，博士就业不是和硕士竞争，而是与博士竞争。医院招收硕士和博士的期望值是不一样的，在硕士的赛道上临床业务水平佳是优势，但作为博士没有优秀的科研成果就不值一提了。获得硕士和博士学位的最大不同就是，几乎百分百的硕士都能三年毕业，而几乎一半以上的博士都需要延期毕业。如果不具有科研天赋和能力，就算勉强博士毕业，也拿不出成果与其他博士竞争。医院总是会选择招收科研成果更多、科研潜力更大、学历背景更好、更年轻的优质博士。如果你不具有科研天赋和能力，读硕士期间的科研经历都让你觉得疲惫和难以应付，那么继续读博可能并不是一件好事。不仅会让你面临无法毕业的难题，还会让你陷入不好找工作的困境。那些成果一般般的博士，大多数也是去了硕士也能进的普通三甲医院，除了拥有可能更好晋升职称的潜质，也没有太大优势。

不具备科研天赋和能力，读博就是一种付出而得不到回报的痛苦。

总的来说，想要进入大三甲医院、具有一定科研能力或者是科研硕士的医学生，如果有读博机会，先去读博是最佳的选择；而毕业当年没有读博机会的专业硕士，科研能力一般、需要放弃工作读博或者目标只是进入普通三甲医院的医学生，直接工作或许性价比是最高的。

协和八

30岁裸辞，从手术室到珠峰

前几天，为了庆祝自己31岁生日，我跑了场曼彻斯特马拉松，现场充满活力的氛围也让将近三年都没有参加比赛的我兴奋得像个孩子。晚上回到伦敦，冲个澡，给自己煮碗面，还开了瓶提前备好的香槟，看着手机里家人的祝福和鼓励，默默对自己说了声：生日快乐！然后坐回书桌前，继续赶学期作业。此刻又突然想起去年生日和家人去三里屯，整个餐厅为我唱生日歌的场景，感慨万千。

如果你此时问我，到三十而立的年纪还这么折腾，你后悔吗？我想说，当你知道自己的心之所向，且有机会为此努力时，那些孤独和困难都会变成最幸福的体验。

冰山脚下，逐梦缘起

是的，30岁时我从工作了八年的北京协和医院手术室辞职了。在家人和朋友的支持和鼓励下，我选择了出国留学。此前作为护士，我有着让同行羡慕的工作环境和生活模式：上班时能和那群优秀、认真、努力且幽默、风趣的同事们共进退，下班后能换上跑鞋就去旁边环境优美的故宫绕绕圈；如果偶尔调个班，还能去参加一场治愈心灵的越野跑比赛，在山野间奔跑，把自己简单的生活过得充实且满足。虽然偶尔抬头也会好奇远方山顶的风景，但低头看看这片努力才爬上的小山坡，觉得貌似也不差。

然而，每个人的内心都有向往的诗与远方。一次次攀登，一次次征服，终于有一天，我下定决心要出去看一看，去完成一次属于自己一个人的、更高更远的旅行。

2019年10月，我终于凑够假期，开启了梦寐以求的珠峰南坡大本营徒步。15天，一个人，一个背包，没有背夫，没有向导，没有信号，从2820米的卢卡拉一步步到达5364米的珠峰南坡大本营。白天被冰川、雪山环绕，夜晚被浩瀚星海笼罩。整个徒步最美丽、最神奇、最孤独的一段路程就是一个人沿着昆布冰川走到无路可走的世界尽头——卓奥友峰脚下的第6湖，这是我平生见过的最平静的湖面。无比渺小的我望着面前的卓奥友峰，享受着阳光的拥抱，伴着雪崩的声音吃着最美味的吐司片，感受着大自然对我内心深处的冲击。此刻的我幸福得像个孩子，因为我找到了那个可以照亮自己的小太阳。

亲自去看了、去尝试了才明白，原来每个山顶看到的风景都那么不一样。冈仁波齐、哈巴雪山、伊犁是不是和图片看到

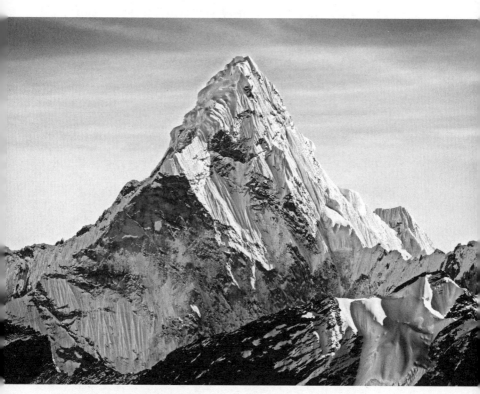
在每个山顶看到的风景都不同

的不一样? 跑一场 100 多公里的越野比赛是不是没有想象中的那么难? 那么, 在心中种下很久的留学梦是不是也可以实现呢? 回去之后, 我给自己列了一个梦想清单, 留学排在了首位。那么, 去哪里留学呢? 欧洲的大环境是我最向往的, 英国是最想探索的, 继续护理专业是对自己压力最小的, 而伦敦国王学院该专业在英国又是最好的。就考它吧。

备考工作 vs 享受生活

因为知道了自己想要什么, 所以最困难的一步已经走出去了。准备申请材料, 开始备考雅思, 开启了早起背书, 白天上班, 晚上学习的状态。但 2020 年疫情打乱了所有人的节奏, 雅思一场接着一场被取消。既然不能出国, 那我要调整一下自己的目标。尽心工作, 努力生活, 作为一名医务工作者在这段时间反而找到了自己工作的意义。

直到 9 月份, 雅思考试恢复, 我又开启了我的学习模式。回想这段时光, 对于不太聪明不爱学习且已经很多年不踏踏实实坐在书桌前备考的我来说, 其实挺难的。每天 5 点起床背书, 7 点半在手术室开启一天紧张的工作, 下班后继续完成当天设好的 list, 直到 12 点睡觉。因为下班时间总是未定, 赶上加班到晚上八九点, 我回家会直接卧倒睡去。第二天凌晨 3 点再爬起来, 把落下的内容完成。还记得, 休息日是最幸福的, 因为有一整天属于自己的学习时间。虽然辛苦, 但也充实, 坚持了一个月，我终于刷到了想要的成绩，12月份也拿到了伦敦国王学院的录取通知，算是完成了一个小小的人生目标。

很幸运，我属于行动派，有了想法就会去试一试，不会有那么多"如果"或者"但是"。看一看清单上那个100+公里越野，也给它设一个 deadline，于是报名了2021年6月喀纳斯的155公里越野比赛，开启了积极备赛的状态。每天还是规律地生活，晨跑，上班，健身，聚会，但当你赋予它们目标和意义，每天醒来的一瞬间都会为开启新的一天而兴奋，享受这一天简单而忙碌的生活。

异国求学　新的旅程

2021年6月，我正式辞职。虽然喀纳斯的比赛因故取消，但我还是去了新疆，感受了伊犁的绝美风光；去了云南，爬了期待已久的哈巴雪山；去了西藏，完成了朝思暮想的冈仁波齐转山。当你一项项完成自己设定的计划，一个个打怪升级，收获的成就感和幸福感，真的会治愈生活中的种种不开心。

2021年9月底，怀着无限的向往，我来到了伦敦。以为经历过八年社会锻炼，自己可以在新环境中游刃有余，没想到迎接我的是语言和文化差异的猛烈暴击。因为听不懂所以不敢说，从而无法融入社交圈。一直自认话痨的我开始封闭自己，不沟通不出门，甚至没有动力起床。我甚至可以一整天不说一句话，给家人和朋友回复的信息都是简简单单的一个"好"

字。在前一秒跟家人视频还开心地说自己要去探索伦敦的每个角落，挂了电话就蜷在床上感受着内心被消沉吞噬，甚至去想为什么要抛弃那么稳定的生活，那么熟悉的环境，去走一条泥泞且陡峭的山路？是不是选错了？

就这么躺平了几天，每天睡前都为虚度了一天而难过，然后又为没有任何行动而讨厌自己。但这也应该是 30 岁读书的好处，内心知道对与错，明白自己要什么，所以能够做出调整。看着手机里家人每天的关心和鼓励，终于鼓足勇气做出新的尝试：重启了晨跑，歌单变成了 BBC 播客；既然年轻人语速快跟不上，我就去对面的博罗市场（borough market）找人聊天，去和图书馆的值班人员聊天；然后加入了跑步和徒步俱乐部，会记下她们在 WhatsApp 群里的表达方式，同时认识了很多有趣且善良的朋友。几个月过去了，我整个人也逐渐变得更加自信和勇敢，知道了不懂就大胆问，没人会嘲笑你。从地铁、火车怎么坐，超市什么时候有折扣，到怎么搜文献写文章，20 岁左右的她们又给我上了很好的一课。

在伦敦已经生活 7 个月了，此时的我还是那个每天早上都迫不及待迎接美好一天的自己。生活虽然没有什么波澜，但自己的确享受其中：看书，赶作业，复习考试，备战下一场马拉松，计划下一场旅游……

虽然不是大家所定义的 30 岁应有的样子，甚至从物质上来讲我现在一无所有：没有组成稳定的家庭，没有房子和车子，更没有一份工作……但这样的生活就应该让我感到自卑和没有安全感吗？其实我从来没有像现在这样喜欢自己。就像演员张钧甯说的：女生到了30岁的年纪其实更好，更知道自己想要什么，更不在意别人的眼光，更能活出自己的样子。应该活成什么样子，这难道不是只有自己才能定义的事情吗？你想要什么？你不想要什么？如果你从没有问过自己喜欢什么，只是盲目追随所谓的标准生活，会生活得更累更迷茫吧。当我学累了花3英镑买份三明治午餐套餐，坐在塔桥旁边吃边晒太阳，或者买一张30英镑的廉价机票飞去意大利吃冰淇淋，或者是一点点去完成每个月200公里的跑量。对我来说，这些事物带给我的快乐，不会比吃一家米其林餐厅或者买一个名牌包包差。

所以问一问自己想要什么。如果你犹豫不决，何不勇敢去试一试？不去试一下，你怎么知道你喜不喜欢或者适不适合？不管成功与否，在这个努力的过程中，你总会有意想不到的收获。我觉得人不管多少岁，都不要放弃追求更好的自己。人要活在自己的热爱里，而不是别人的眼光里。读书学习、跑步运动、自律克制虽然辛苦，但它会让整个人都发光，人生更自信，更有底气。在岁月流逝中不断去挑战自己，才是人生的乐趣。

写在最后

粉条儿菜：

我觉得能认识到自己喜欢什么是件很难的事情，很多人就按照设计好的人生道路走下去了——对医护人员来说，入职那天就可以预期未来的 30 年⋯⋯你是一直很明白自己喜欢探索，喜欢奔跑，还是慢慢想清楚这件事的？

小黑：

慢慢知道的。其实你去了解周围的人就会发现，每个人内心都有自己喜欢的一件事，或者舞蹈，或者绘画，或者历史⋯⋯医学之外，有很多可以表达自己内心、值得投入热情的事情。很多人内心满怀憧憬，却因为给自己设限太多，没有勇气付诸实践，最终生活变成工作、下班和家庭。我不是鼓励大家盲目去追那些不切实际的梦，毕竟生活总归是平淡的。实现热爱的方式可以很简单，不一定非要靠跑一场马拉松，或者像我一样裸辞，但在平凡的生活中，你要找到那个带给你幸福感的动力。即使在没辞职的时候，我每天也过得特别开心。享受生活，让自己快乐，这本身就是一种能力。

小　黑

从顶级医学院到顶级投资公司

从清华到协和，爱折腾，也迷茫

协和医学院临床医学八年制其实是中国最特殊的学制之一了。其独特之处不单单在于"协和＋清华"的双重光环，更在于我们拥有一段极为漫长的毫无求职和毕业压力的校园时光。我入学于 2013 年。我们这一届的同学，绝大多数在第四年、第五年才正式选定导师，参与科研项目。

八年时间，说忙也忙，说闲也闲。忙是因为课程安排极为紧凑，各种课业与见实习充斥着每一天。闲是因为作为学生，无须像住院医一样承担责任，只要愿意躺平，就能够相对轻松地毕业。此外，对我们而言，毕业后的职业生涯早就被安排得清清楚楚：住院医师、主治医师、副主任医师、主任医师。因此，绝大多数同学都是按部就班地一步步前行，学习医学知识，打磨临床经验，积攒科研论文。

我在其中，却显得相对另类。我是一个比较容易焦虑的人，在努力达到固有评价指标（如学业、社工、临床等方面）的同时，也会积极探索舒适圈以外的事情。用现在的话来说，就是比较卷。

　　因此，在清华的时候，我就选修了工商管理学的双学位。印象中我应该是协和最早一批在清华选修双学位并成功拿到学位证的人。对临床医学八年制学位不甚了解的读者，我简单解释一下。协和临床医学八年制入学前两年半在清华，需要用两年半的时间修完生命科学学院本科四年的课程，因此课业十分紧张。而在选修了双学位之后，我几乎所有的周末都贡献给了各类经济和管理课程。最初选择工商管理学，是因为觉得作为21世纪的青年，应当具备一些商业常识，更重要的是因为该专业相对"水"，容易结业。在清华园的时候，我还是一心希望从事医生这项高尚的职业，并无转行的想法。但就是自己爱折腾的性格，给未来的职业选择，埋下了一个小伏笔。

　　在清华园另一件让我颇为自豪的事情便是创办了"白衣乡路"。彼时一时兴起的一次社会实践，如今已经发展为一个正式社团，多年的传承中多次荣获清华大学实践金奖。当时朴素的"为偏远地区基层医疗添砖加瓦"的想法，也被一届又一届靠谱又可爱的师弟师妹们付诸行动。

　　搬离清华，进入东单，则是另一番天地。离开了青春恣意的校园，真正进入中国的医疗体系当中，我的想法也开始产生了转变。一方面，进入临床之后，我更加确信了自己对医学的热爱。病例分析时抽丝剥茧的脑力战，病人痊愈出院后的满足感，都让我沉迷其中。但另一方面，年轻大夫微末的薪资，时不时见到或听说的医闹，也让我对自己的职业选择产生了质疑。

有那么一段时间，我开始对未来产生迷茫。也在此期间做了很多探索，如跟随临床大夫做科研，自学编程，去公司实习，等等。直到2010级的师兄给我推荐了第一份与金融相关的实习，我才正式接触到医疗投资这个领域，也才意识到，在东单新老科研楼逼仄的一线天之外，还有一个更为广阔的世界可以让我去探索。

医疗投资：另一种视角的"科研"

最开始接触金融这个行业的时候，我也是发怵的。尤其是自己也有不少清华经管学院与北大光华管理学院的朋友，他们那种商学院里培养出来的自信和气场是我这个小医学生完全不具备的。

但真的硬着头皮开始第一份实习的时候，才发现所谓的"医疗投资"，还真不像自己想象的那样高大上。拆解开来，和自己在学校里的科研工作没有根本上的差异。研究一个公司和赛道，相当于跟着导师写一篇综述。当然，这里指的不是那种东抄抄西抄抄的综述，而是那种对所研究的领域拥有相对透彻的了解，并基于此建立自己想法和判断的综述。再加上自己有一些财务方面的基础，前两份实习便顺风顺水地完成了。

这里得感谢一下当年上过的工商管理课程。当年学的知识点全都忘光了，但是自己因此有了翻看公司报表和财务数据的自信。当然，如果没有相关的知识储备也无伤大雅，现学现用即可。在这里给有志转向医疗投资的学弟学妹们说一声，千万不要因为自己没学过金融知识而觉得医疗投资门槛很高。医疗投资门槛的确比较高，但门槛在于生物医学知识的分析判断，而并非金融知识。特许金融分析师（CFA）1—3级那些知识点（单纯为了应付考试和日常实习而言）加起来，且不和内科学相比，连一本生理学的难度都不到。我自己就是在各种医学考试、临床见习和公司实习的间隙里，考完了3级的CFA。

在完成了两份公司实习之后，我对比了医生和投资人两种职业路径，最终还是选择转行做医疗投资。一方面，我对投资本身也很感兴趣，自己学习的医学知识并不会因此而完全荒废；另一方面，金融这个行业，的确能够给初入社会的小年轻们提供一份相对体面的生活。医生前期多年的入不敷出确实劝退了我这种家境并不优渥的普通人。如果家里有矿，谁又会不愿意追随梦想呢？

因此，对于25—35岁期间有比较强的经济需求且家里无法提供帮助，甚至指望你来帮扶家庭的师弟师妹们，倘若对医生这个职业也没有足够强烈的热爱，医疗投资算是一个还不错的职业选择。当然，金融行业本身具有的高度市场化内卷和经济下行时的失业风险都是需要注意的。从这个角度来看，拥有一技之长且旱涝保收的医生拥有无可比拟的优势。

总而言之，在确定了职业选择之后，我就开足马力，朝这个方向努力。一方面，如之前所说，作为医学生，出去面试时没有金融基础会不可避免地错失一些机会，因此我在学校期间考完了 CFA 的 1—3 级。另一方面，医疗投资求职时，实习经历是最为关键的评价指标，没有之一。因此我先后辗转在多家机构实习。内资券商、外资投行、VC（即早期风险投资基金）、PE（即私募股权基金）、二级公募基金我都转了一圈，学习到了不同细分行业研究判断时的思维差异，也结识了很多良师益友，扩大了自己的社交圈。最终在毕业之后选择了之前实习过的一家头部私募公司，从事早期医药项目的投资。

这个过程中，遇到的最大的难题是如何平衡学校课业、临床工作与公司实习的时间。其中不乏各种辛酸泪，在此不便展开，有需求的师弟师妹可以私下联系交流。

至于这个行业的辛苦程度，既有比较清闲能够准点上下班的，也有一天 24 小时恨不得拆成 48 小时来用的。总体来说，大概率不会比在协和当第一年住院医来得更辛苦。

给师弟师妹们的建议

以下是给希望从事医疗投资（或者想要探索转行可能性）的师弟师妹们的一些建议。

一、早做准备。与医学生毕业前 1—2 个月的短暂求职季相比，金融行业的求职过程要漫长而烦琐得多。金融领域正式的校招是在毕业前一年，但真正好的岗位会通过"暑期实习"提早一年开始面试。这就意味着你最早在毕业前两年就会开始工作面试。（我清晰地记得2019年夏天小伙伴们欢声笑语而我在楼上准备面试的凄惨场景。）而在面试之前，理想情况是至少有一段比较充实的实习经历。因此，整个转行的周期较为漫长，有想法的师弟师妹可以早做打算。

二、实习＞考证＞学分绩。实习是找工作的核心，一份知名机构的实习不单单在于能让你的面试官眼前一亮，更在于通过实习可以建立较为完善的行业认知和投资逻辑。一份高质量的实习比数个水实习更有意义。

三、要有自信。医疗投资的门槛对大家而言并不算高，所有能够在医学生涯中坚持下来的师弟师妹们一定要有自信。能够成为一名好医生，就一定能成为一名好投资人。

最后，再次强调和说明，这篇文章并不是劝大家转做金融。我至今仍然坚定地认为，如果并非迫于物质压力或本身对医学没有热爱，医生这个职业实在是每一位医学生的最佳归宿。只不过，100个在医学道路上辛苦攀登的医学生中如果有1个产生了迷茫，而我的碎碎念又恰好能够给他带来一些启发，那我在肝项目之后熬夜码下的这些文字就算有了价值。

徐　平